国民营养科普丛书
——常见食物营养误区

主　审　张　兵

主　编　周永林　戴　月

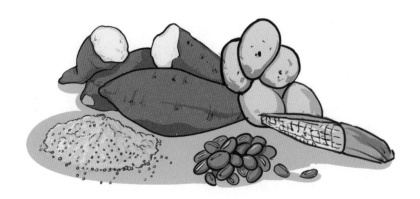

人民卫生出版社

·北京·

图书在版编目（CIP）数据

常见食物营养误区 / 周永林，戴月主编 . —北京：
人民卫生出版社，2022.2

（国民营养科普丛书）

ISBN 978-7-117-30346-0

Ⅰ. ①常… Ⅱ. ①周…②戴… Ⅲ. ①食品营养－基
本知识 Ⅳ. ①R151.3

中国版本图书馆 CIP 数据核字（2020）第 146265 号

人卫智网	www.ipmph.com	医学教育、学术、考试、健康， 购书智慧智能综合服务平台
人卫官网	www.pmph.com	人卫官方资讯发布平台

国民营养科普丛书——常见食物营养误区
Guomin Yingyang Kepu Congshu——Changjian Shiwu Yingyang Wuqu

主　　编：周永林　　戴　月
出版发行：人民卫生出版社（中继线 010-59780011）
地　　址：北京市朝阳区潘家园南里 19 号
邮　　编：100021
E - mail：pmph @ pmph.com
购书热线：010-59787592　010-59787584　010-65264830
印　　刷：北京盛通印刷股份有限公司
经　　销：新华书店
开　　本：710×1000　1/16　　**印张**：11
字　　数：186 千字
版　　次：2022 年 2 月第 1 版
印　　次：2022 年 4 月第 1 次印刷
标准书号：ISBN 978-7-117-30346-0
定　　价：49.00 元

打击盗版举报电话：010-59787491　E-mail：WQ @ pmph.com
质量问题联系电话：010-59787234　E-mail：zhiliang @ pmph.com

编 者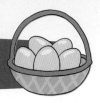

（以姓氏笔画为序）

王少康　东南大学
王冬月　常熟市疾病预防控制中心
孙桂菊　东南大学
张　红　东南大学
周永林　江苏省疾病预防控制中心
郑锦锋　南京军区总医院
袁宝君　江苏省营养学会
谈立峰　常州市卫生监督所
彭　景　扬州大学
缪国忠　江阴市疾病预防控制中心
戴　月　江苏省疾病预防控制中心
戴永梅　南京市妇幼保健院

秘　书　汪元元　东南大学

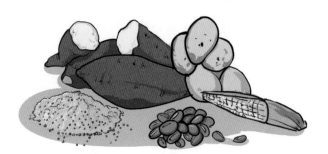

《国民营养科普丛书》

编写委员会

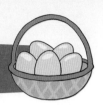

编委会主任　刘金峰　国家卫生健康委员会食品安全标准与监测评估司
　　　　　　高　福　中国疾病预防控制中心
　　　　　　卢　江　中国疾病预防控制中心

科 学 顾 问　王陇德　中国工程院院士
　　　　　　陈君石　中国工程院院士
　　　　　　杨月欣　中国营养学会理事长
　　　　　　杨晓光　中国疾病预防控制中心营养与健康所研究员

主　　　编　丁钢强　中国疾病预防控制中心营养与健康所
　　　　　　田建新　国家卫生健康委员会食品安全标准与监测评估司
　　　　　　张志强　全国卫生产业企业管理协会

副 主 编　张　兵　中国疾病预防控制中心营养与健康所
　　　　　　刘爱玲　中国疾病预防控制中心营养与健康所
　　　　　　徐　娇　国家卫生健康委员会食品安全标准与监测评估司

编　　　者　（按姓氏汉语拼音排序）
　　　　　　戴　月　江苏省疾病预防控制中心
　　　　　　龚晨睿　湖北省疾病预防控制中心
　　　　　　郭战坤　保定市妇幼保健院
　　　　　　李绥晶　辽宁省疾病预防控制中心
　　　　　　李晓辉　成都市疾病预防控制中心
　　　　　　梁　娴　成都市疾病预防控制中心
　　　　　　刘长青　河北省疾病预防控制中心
　　　　　　刘丹茹　山东省疾病预防控制中心

栾德春　辽宁省疾病预防控制中心
苏丹婷　浙江省疾病预防控制中心
辛　宝　陕西中医药大学公共卫生学院
熊　鹰　重庆市疾病预防控制中心
张　丁　河南省疾病预防控制中心
张俊黎　山东省疾病预防控制中心
张书芳　河南省疾病预防控制中心
张同军　陕西省疾病预防控制中心
章荣华　浙江省疾病预防控制中心
赵　耀　北京市疾病预防控制中心
周永林　江苏省疾病预防控制中心
朱文艺　陆军军医大学新桥医院
朱珍妮　上海市疾病预防控制中心

编委会专家组　（按姓氏汉语拼音排序）
陈　伟　北京协和医院
丁钢强　中国疾病预防控制中心营养与健康所
葛　声　上海市第六人民医院
郭云昌　国家食品安全风险评估中心
黄承钰　四川大学
刘爱玲　中国疾病预防控制中心营养与健康所
楼晓明　浙江省疾病预防控制中心
汪之顼　南京医科大学
王惠君　中国疾病预防控制中心营养与健康所
王志宏　中国疾病预防控制中心营养与健康所
吴　凡　复旦大学
杨振宇　中国疾病预防控制中心营养与健康所
易国勤　湖北省疾病预防控制中心
张　兵　中国疾病预防控制中心营养与健康所
张　坚　中国疾病预防控制中心营养与健康所
张　倩　中国疾病预防控制中心营养与健康所
朱文丽　北京大学
周景洋　山东省疾病预防控制中心

编委会秘书组　（按姓氏汉语拼音排序）
刘爱玲　中国疾病预防控制中心营养与健康所
马彦宁　中国疾病预防控制中心营养与健康所

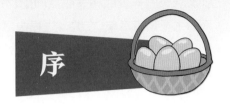

序

随着我国社会经济快速发展,国民营养健康状况得到明显改善,同时也伴随出现新的问题和挑战。一方面,人民群众对营养健康知识有着强烈渴求,另一方面,社会上各种渠道传播的营养知识鱼龙混杂,有的甚至真假难辨。因此,亟须加强科学权威的营养科普宣传,引导人民群众形成真正健康科学的膳食习惯和生活方式,提升人民群众营养素养与水平,切实增强人民群众获得感与幸福感。

为贯彻落实《国民营养计划(2017—2030年)》"全面普及营养健康知识"和健康中国合理膳食行动要求,国家卫生健康委员会食品安全标准与监测评估司委托中国疾病预防控制中心营养与健康所组织编写《国民营养科普丛书》12册,其中《母婴营养膳食指导》《2~5岁儿童营养膳食指导》《6~17岁儿童青少年营养膳食指导》《职业人群营养膳食指导》和《老年人营养膳食指导》详细介绍了不同人群的营养需求和膳食指导;《常见食物营养误区》和《常见食品安全问题》对居民关注的营养与食品安全的热点问题及存在误区进行了详细解答;《身体活动健康指导》和《健康体重管理指导》详细介绍了不同人群的身体活动建议以及如何保持健康体重;《常见营养不良膳食指导》《糖尿病膳食指导》《心血管疾病膳食指导》针对不同疾病的营养需求给出了有针对性和实用性的指导。

丛书围绕目前我国居民日常生活中遇到的、关心的问题,结合营养食品科研成果和国内外动态,力求以通俗易懂的语言向大众进行科普宣传,客观、全面地普及相关营养知识。丛书采用一问一答、图文并茂的编写形式,努力做到深入浅出,整体形成一套适合不同人群需要,兼具科学性、实用性、指导性的营养科普工具书。

　　丛书由 100 多位营养学、医学、传播学及健康教育等相关领域的专家学者共同撰写,历经了多次研讨和思考,针对不同人群健康需求,凝练了近 2 000 个营养食品相关热点问题,分类整理并逐一解答。丛书以广大人民群众为主要读者对象,在编写过程中尽量避免使用专业术语,同时也可为健康教育工作者提供科学实用的参考。希望丛书的出版能够成为正确引导广大居民合理膳食的有益工具,为促进营养改善和慢性病防治、提升居民营养素养提供帮助。

编委会

2022 年 1 月

前　言

"没有全民健康，就没有全面小康。"中共中央、国务院印发的《"健康中国2030"规划纲要》明确指出今后卫生健康工作的重点是疾病预防，而良好健康的生活方式是预防疾病的主要措施。在此基础上，2017年国务院颁布的《国民营养计划（2017—2030）》提出了将营养健康作为构建健康生活方式的重要内容。

作为全球总人口数第一的大国，中国经历过贫困，经历过解决大众迫切关心的温饱问题，而随着近40多年经济和社会不断发展，国民的生活水平得到了快速的提高，吃饭问题解决的同时可供选择的商品也日益增加。大众的关注点自然经历从"吃饱"到"吃好""吃健康"的转变。

如何才能吃得好、吃得健康？如何在享受美食的同时也能做到合理营养？如何在琳琅满目的食品中选择出健康且适合自己的食物？这些成为了现今民众最为关心的问题。随着《"健康中国2030"规划纲要》《国民营养计划（2017—2030）》的相继颁布，以及国民对营养知识的渴望，越来越多的营养科普文章、网络软文、通俗读物、电视节目以及电台广播出现在大众面前。丰富的现代化信息传播手段给大众带来了获取营养知识的极大便捷，其中绝大多数科普作品给人们带来的是科学且合理的营养知识。但是，也有一些所谓的养生专家，通过参加养生节目或者通过出书的方式，打着健康的口号蛊惑和误导消费者。有时他们的论点也会成为公众关注的热点。"蒜你狠""豆你玩""姜你军"和"猪你涨"等无一不影响着、误导着大众的选择。但事实上，不管从营养的角度还是从医学的角度看，这些均属于伪科学。另有"营养专家"大肆宣扬"食物相克"的谬论，让民众吃食物时总是因担心食物会产生相克而舍弃了多样化饮食,造成吃的食物单调,最终导致了营养不良。除了误导以外,民众中也存在一些营养误区。这些情况都不利于提高我国国民的营养素养,不利于"健康中国"的实现。

认识到大众对营养和健康知识强烈需求的愿望,也看到目前出现的多种营养误区对大众的负面影响,江苏省营养领域的相关专家结合多年营养实践经验编写了这本《常见食物营养误区》的科普书。

这本书具有 3 个突出的特点。其一是充分的科学性。参与编写的专家都是长期从事营养教学、科研和疾病预防的专业人员,他们以《中国居民膳食指南(2016)》《中国居民平衡膳食宝塔》的知识为基础,结合近年来的科学研究,将成果介绍给大众,有助于大家更准确地学习营养知识。其二是充分的实践性。编者们不墨守成规,没有简单罗列营养知识,而是从不同种类食物、不同特点人群以及常见饮食行为习惯方向入手,搜集民间和网络上流行的营养误区,通过对典型误区进行科学分析和解释,以帮助大众及时鉴别、纠正营养误区,更好地选择和指导自己的饮食。其三是充分的可读性。本书以通俗化的语言,尽量将拗口的专业术语简单化,并采用图文并茂的方式,以活泼的形式将科学的营养知识传递给大众。

我们非常高兴地向广大读者推荐这本书。希望《常见食物营养误区》能引导群众科学饮食、合理营养,同时成为营养工作者们践行《"健康中国2030"规划纲要》的有力组成部分。

主编

2022 年 1 月

目　录

九、人群营养——老年营养 **108**

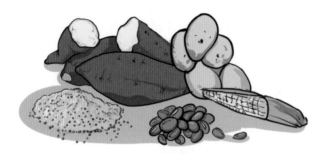

一、食物营养——
蔬菜水果

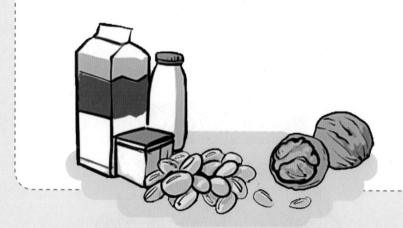

1. 胡萝卜炒着吃更有营养吗

很多人认为,胡萝卜中最富营养的胡萝卜素为脂溶性维生素,因此,生吃不利于身体吸收胡萝卜素,最好用油炒着吃。作为脂溶性维生素,胡萝卜素和脂肪的搭配确实有利于人体的吸收,这是因为胡萝卜素可以与脂肪形成乳化微球,易被小肠吸收,但这并不表示胡萝卜一定要用油来炒着吃。在一项针对菲律宾儿童的研究中,研究者为受试者准备了富含胡萝卜素的煮蔬菜,再辅以少量脂肪。结果表明,这些儿童同样吸收了胡萝卜素,血液中胡萝卜素水平增加。因此,为了保证身体吸收适量的胡萝卜素,同时又避免摄入过多的脂肪,可先将胡萝卜煮熟或蒸熟,然后用适当的调料凉拌,再辅以适量的含有脂肪的食物。我们根本不必过分担心脂肪摄入量不够会影响胡萝卜素等脂溶性维生素的吸收。事实上,大部分现代人在日常饮食中都摄入了过量的脂肪,足够应付肠道里那点胡萝卜素的吸收。

2. 是不是颜色越深的蔬菜越有营养

一般来说,深色蔬菜水果营养价值高于浅色蔬菜水果,深色蔬菜的胡萝卜素、维生素 B_2(核黄素)和维生素 C 含量较浅色蔬菜高,且含有更多的植物化学物。深色蔬菜指深绿色、红色、橘红色、紫红色蔬菜,富含胡萝卜素,尤其是 β- 胡萝卜素。深色蔬菜还含有多种色素,如叶绿素、叶黄素、番茄红素、花青素等,不仅带来丰富的色彩、风味和香气,还有促进食欲的作用,并具有特殊的生理活性。常见的深绿色蔬菜有菠菜、油菜、芹菜、空心菜、西蓝花、茼蒿、韭菜

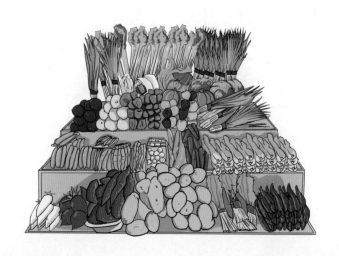

等。常见的红色、橘红色蔬菜有西红柿、胡萝卜、南瓜、红辣椒等。常见的紫红色蔬菜有红苋菜、紫甘蓝等。同一类蔬菜中,也是颜色深的品种健康效果更好,比如说,深红色的番茄,番茄红素含量远高于粉红色的番茄。建议每天摄入蔬菜 300~500 克,并且注意多摄入深色蔬菜,最好使其占蔬菜总摄入量的一半以上。

3. 蔬菜应该生吃还是熟吃

蔬菜生吃熟吃的问题,应该从两个方面来考虑:一方面是安全,另一方面是营养。我们吃的蔬菜经历了种植、生长、收获、运输、销售、清洗等过程,每个阶段都有可能产生食品安全问题。对于普通人来说,主要参与的是清洗、加工、烹调这几步。把好了这几关,能保证食品安全,生吃、熟吃都可以。在保证安全的前提下,就应该关注营养了。研究表明,在吃蔬菜的问题上,关键不仅在于吃多少,还在于怎样吃,因为它关系到有多少植物化学物质、维生素及其他营养成分能够被人的身体吸收。生吃蔬菜利于摄入更多维生素 C、叶酸等怕热的营养素,但蔬菜中还含有胡萝卜素、维生素 K、钾、镁、膳食纤维、番茄红素等遇热比较稳定的营养素。如果生吃富含这类营养素的蔬菜,反而妨碍营养素的充分吸收。番茄加工制品中的番茄红素含量要高于新鲜番茄。多吃炒熟的绿叶菜,才能让维生素 K 发挥健康作用。同时,生吃、熟吃得到营养素的多少要看实际吃进去的蔬菜量。如果一顿饭吃 1 斤生蔬菜,一般人不一定能吃得下去。但是,把 1 斤生蔬菜做熟的话,体积就小了很多,多数人都能吃下去。去除烹调过程中营养素的损失,1 斤熟的蔬菜要比半斤生蔬菜实际吃进去的营养素多。最后,生吃蔬菜对肠胃刺激较大,肠胃不好的人可能发生腹泻、腹胀。还有一些蔬菜中含有天然的毒素或者抗营养成分,经过烹饪可以大大降低,最典型的例子是各种豆角。

4. 哪些烹饪方法能够更好地保留蔬菜的营养

目前最常见的错误吃法有:①放太多的油脂。用油泡着蔬菜,是很多地区的常规烹调方法,但这样会丧失蔬菜低脂低能量的好处;②把绿叶切掉、丢弃,或者把外层绿叶剥下来抛弃,去掉叶子的油菜、芥蓝等营养价值大大降低;③炒菜温度过高,大量冒油烟。油烟发生时油温已经超过 200℃,过高的温度会破坏营养成分,并使蔬菜失去预防癌症的作用,油脂受热之后还会产生致癌物。

烹调蔬菜时要注意以下几点:①流水冲洗,先洗后切;②急火快炒:就是把锅烧热后放菜,尽快出锅,可以减少蔬菜中维生素的损失;③开水下菜:维生素C含量高、适合生吃的蔬菜应尽可能凉拌生吃,或在沸水中焯1~2分钟再拌,也可用热汤烫菜;④炒好即食:已经炒好的蔬菜应尽快食用。现做现吃,避免反复加热。

5. 土豆是作为蔬菜好还是主食好

土豆不仅在中国人群中广受欢迎,还风靡全球,欧洲人还会以土豆作为主食。土豆富含钾元素,维生素C的含量也比较丰富,同时维生素B_1、维生素B_2含量也比大米高;其中还含有膳食纤维和多酚类物质。在碳水化合物方面,土豆淀粉含量远远高于其他蔬菜,但相比较主食而言,烤土豆、蒸土豆的淀粉含量不如米饭馒头高,升血糖速度也不如白米饭和白面馒头快,而且饱腹感强。因此,土豆如果作为主食,替代精细化加工后的米和面,对改善代谢、控制血糖都有好处。DASH(dietary approaches to stop hypertension, 终止高血压膳食)饮食模式中,土豆也占据了一席之地,成为防控三高的健康饮食的一部分。

但是,如果将土豆作为蔬菜,就会存在一些营养问题。在蔬菜当中,土豆的淀粉含量几乎是最高的等级,淀粉含量高说明能量高。食用蔬菜时,如果用土豆替代青菜,会增加肥胖和高甘油三酯的危险。同时,在我国的饮食习惯中,烹饪土豆还需要用到油脂,或者和肉类一起红烧、炖煮,因此烹饪后的土豆能量更高。尖椒土豆丝这种大众口味的土豆菜,即便看起来一点都不油腻,但其脂肪含量可高达10%~12%。炸薯片(炸薯片通常是25%~35%的脂肪含量)、炸薯条、香辣土豆丝、炸薯角、土豆饼、土豆炖肉的脂肪含量就更高了。同时,土豆属于浅色蔬菜,其类胡萝卜素、叶酸、维生素K、钙、膳食纤维、抗氧化物质等的含量都低于深绿色叶菜,因此将土豆作为蔬菜摄入具有一定的营养缺陷。

综上所述,如果将土豆作为主食(烤土豆、蒸土豆等)替代白米饭或者白面馒头,具有一定的健康效应,尤其是对高血压患者。但是,如果将土豆作为蔬菜,其营养成分和健康效应不如深色蔬菜,尤其配合高脂的烹饪方式,会增加膳食脂肪和能量的摄入,不利于身体健康。

6. 蔬菜汁简单方便，是否可以替代蔬菜

蔬菜榨汁也可以当作是一种"不加热"的烹饪方式。在这个过程中，水溶性的营养成分多数到了汁里，而不溶性膳食纤维会留在渣中。在美国农业部的食品成分数据库里，100 克胡萝卜汁的纤维含量是 0.8 克，而 100 克胡萝卜则是 2.8 克。此外，蔬菜的"有益成分"中有一些植物化学物质，包括很多抗氧化物质，对氧气比较敏感。在榨汁过程中被充分地释放出来，会被氧化。尽管榨汁是非加热方式，但因为在打浆过程中会破坏组织细胞，使其中的氧化酶被释放出来，而打浆时的高速旋转会引入大量气泡，使维生素 C "高效"接触氧气，氧化速度很快，甚至可造成 80% 以上的维生素 C 损失。有的蔬菜汁是"打"的，而不是"榨"的，也就是保留了残渣。这样的蔬菜汁更准确地应该叫"蔬菜浆"或者"蔬菜泥"，它相当于把该由牙齿承担的工作提前用打浆机来代劳了。与蔬菜汁相比，它避免了纤维素和矿物质的损失，但依然存在氧化损失的问题。

榨汁或者打浆比烹饪更加便捷，也有很多人更喜欢它们的口味。对于不方便烹饪蔬菜，或者本来不喜欢吃蔬菜的人，如果榨汁或者打浆能够增加吃蔬菜的量，就是很有意义的事情。需要注意的是，这里说的"蔬菜汁"是现打、没有加入其他成分的纯蔬菜汁。与果汁相比，蔬菜汁或者蔬菜浆的味道都不是那么好。如果为了"好喝"，在里面加入糖等调味成分，那么就增加了其他这些成分的摄入。比如糖，对于多数人而言是应该限制的。市面上销售的果蔬汁中的糖含量通常在 8%~10% 之间，和果汁、甜饮料并没有多大差别。市场上还有些商业化的蔬菜汁，为了口味和保存，需要经过加工与调味，效果就更不如直接吃新鲜的蔬菜了。实际操作中，要注意选择合适的蔬菜，比如豆类就不适合榨汁或者打浆。此外，要注意蔬菜的卫生清洁。简而言之，作为一种吃蔬菜的方式，榨汁没有什么问题，打浆比榨汁还要好一些。但是，它们仅仅是吃蔬菜的方式，与其他吃蔬菜的方式相比，不会有多少额外的收益。健康的关键，是多吃蔬菜，吃多样化的蔬菜。

7. 蔬菜水果可以相互替代吗

在《中国居民膳食平衡宝塔》中，蔬菜和水果共同居住在一层楼上，总结蔬菜和水果的营养学特点包括：①水分多、能量低；②维生素（尤其是维生素 C）

的重要来源；③矿物质的重要来源；④膳食纤维的重要来源；⑤植物化学物质的重要来源；⑥富含一些风味成分，多种多样的芳香物质，赋予蔬菜水果丰富的色彩、馥郁的香气及特有的风味。

尽管蔬菜和水果在营养成分和对健康的影响方面有很多相似之处，但它们毕竟是两类不同的食物，一般来说，多数蔬菜（特别是深色蔬菜）的维生素、矿物质、膳食纤维和植物化学物质的含量高于水果，故水果不能代替蔬菜。在膳食中，水果可补充蔬菜摄入的不足。

同时，水果中的碳水化合物、有机酸和芳香物质比新鲜蔬菜多，而且水果食用前不需要加热，其营养成分不受烹调因素的影响，因此蔬菜也不能够代替水果。建议大家最好做到每餐有蔬菜，每天吃水果。我国成年人每天吃蔬菜应达到 300~500 克（深色蔬菜最好占一半以上），水果以达到 200~350 克为宜。

9. 自制水果酵素是否安全，是不是具有减肥、美容的神奇功效

时尚女性们总喜欢自制一些"美容""瘦身""排毒"之类的产品。"水果酵素"是时下相当流行的一种。那么什么是"酵素"？"酵素"是个日语词汇，先被引进中国台湾省，辗转进入中国内地。其实，在规范的中文里，它早就有一个正式的名字——酶。酶是有催化活性的蛋白质，其活性存在的基础是蛋白质的完整结构。一般的蛋白质，吃到肚子里，经过胃液的酸性环境，然后被胃肠消化酶消化，进一步分解代谢，最终进入人体的氨基酸池，也失去了所谓酶的作用，更难谈减肥、美容的功效了。

所谓的"水果酵素"，制作流程大致就是把某种水果加上糖，密封发酵，最后就得到了产物。这其实就是一个简单的发酵过程，在细菌的代谢中，糖被转化成酒、乳酸、醋酸等，并产生各种各样的酶。在这种"自制"的简易条件下，不能对细菌的种类进行选择，也无法对产生的酶进行分析和筛选。发酵是一个复杂的微生物生长和代谢过程，这个过程往往难以控制，如一些杂菌、致病菌、亚硝酸盐等占了上风，这样的水果酵素不仅没有保健作用，反而可能危害健康。其实，这个"自制"的过程并不新鲜。如果把水果换成青菜或芥菜，得到的产品叫酸菜；如果把水果换成蔬菜，并加入大量的水，得到的产品叫泡菜，这些传统工艺，经过几百年甚至更长的摸索，已经形成了严格工艺，因此能较

好地控制产品中的有害物质。与它们相比,"水果酵素"的不确定性和不安全性还要更大一些。为了营养和健康,还是直接吃水果要安全营养得多。

不过,水果酵素的另一种用途还是值得推广的,它可以让餐厨垃圾变废为宝。将红糖、水果皮、菜叶等餐厨垃圾和水按1:3:10比例进行混合,装在塑料容器里,封存3个月后,过滤出原液就可以用了。这种环保酵素,可以直接当洗涤剂使用,不仅可以减少生活中化学洗涤剂的使用,还可以减少餐厨垃圾的排放,是一种低碳生活的表现。

9. 鲜榨果汁可以替代水果吗

水果里面到底哪些营养成分能进入果汁当中?水果里的主要营养成分包括果胶、纤维素、抗氧化的多酚类物质、钾元素、钙元素、维生素 C、胡萝卜素、花青素、有机酸等。在水果的这些健康成分当中,大部分果胶和所有纤维素是不溶于水的,多酚类物质部分溶于水。易溶于水的成分,如糖、钾元素、花青素是会跑到果汁里的,而不溶性的纤维和钙、铁等不溶性元素则很难进入果汁,除非连果渣一起吃掉。人们越来越重视果渣的重要性,利用破壁机等,改良了口感同时也保存了果渣。但是水果中的细胞是完整的,氧气难以进入,破壁的过程会破坏细胞结构,损失很多营养素和抗氧化物质。因此,果汁在营养成分上是不如完整的水果的。

人群研究发现每周摄入 3 份水果的人和不吃水果的人相比,患上 2 型糖尿病的风险大大降低。然而,摄入果汁不仅不能降低糖尿病的风险,甚至有促进肥胖和增加糖尿病风险的趋势。把水果做成果汁,即便是 100% 的果汁,也不能起到和完整水果一样的作用。还有研究证明,用每天 1 杯白水代替每天一份果汁,可以降低 8% 的糖尿病患病风险。甜味果汁和甜饮料一样,都会促进肥胖发生。果汁在制作过程中去掉了膳食纤维和部分营养成分,其中的维生素 C 和抗氧化物质也会损失。同时果汁往往都很甜,苹果汁、橙汁的糖含量都在 8%以上,而葡萄汁的含糖量甚至可高达 15%~20%,是普通甜饮料含糖量的 2 倍,喝一杯纯果汁就能喝进

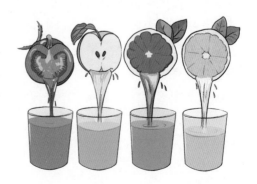

去 20~40 克的糖,40 克糖就相当于半碗米饭,这些额外的能量摄入会导致肥胖、糖尿病和高血脂。同时,吃水果需要咀嚼,胃排空的速度较慢;而果汁是液体状态,不用咀嚼,在肠道中的吸收速度快,血糖上升也快得多,因此对糖尿病患者而言应当避免果汁。对于健康人来说,要想真正得到水果的好处,还是不要靠果汁机、料理机和破壁机,老老实实咀嚼水果,享受水果的美味和营养。

10. 水果是不是吃的越多越好

水果过量食用也会带来一些健康问题。首先,水果含有很多的有机酸和单宁类物质,有些水果还含有活性很强的蛋白酶类,吃得过多,可能对胃产生刺激和伤害,出现胃痛、胀气、腹泻、消化不良等症状。其次,有些水果的能量并不低,其中糖分含量在 8% 左右,而且是容易消化的单糖和双糖,尽管按重量计算其所含能量比米饭低,但因为水果味道甜美,很容易吃得过多,所以摄入的糖分往往超标。同时水果吃得太多,也会影响消化功能,增加胃部负担,尤其对于儿童,过量食用水果会影响食欲和其他营养素的吸收,所以水果虽好但也不是多多益善,《中国居民膳食指南(2016)》建议:成年人应天天吃水果,保证每天摄入 200~350 克的新鲜水果,果汁不能代替鲜果。

11. 水果的果皮比果肉更有营养吗

很大程度上,水果的健康作用与其所含的抗氧化成分,特别是多酚类物质有关,多酚类物质往往在水果的表皮中含量最为丰富。例如,苹果中的花青素主要存在于果皮中,类黄酮也以靠近果皮的果肉中为多,柑橘类的类黄酮含量以果皮下面的白色海绵状部分最高,而葡萄中的白藜芦醇等多酚类物质也主要存在于果皮中。另外,水果皮中富含果胶等膳食纤维,以及多种矿物质和维生素。例如,在苹果中,果皮中的微量元素往往是果肉的 4~5 倍,在柑橘中,果胶主要存在于果皮中,几乎所有的柔软的果皮都是膳食纤维的极好来源。虽然果皮中可能含有少量的污染物质,但其中的膳食纤维也具有帮助清除污染的作用,因此,如果水果来源可靠,或属于有机食品、绿色食品认证产品,带皮吃更有利于健康。

12. 水果餐是否可以减肥,是否营养又健康呢

　　水果含水量较高,通常会达到 90% 左右,这就意味着它的体积大而能量相对同等体积的其他食物较低。同时,水果的脂肪含量一般也很低。除了榴莲和鳄梨(牛油果),水果的脂肪含量通常在 1% 以下,甚至有的低达 0.2% 左右。除了香蕉之外,水果的淀粉含量也很低,蛋白质含量又很少。绝大多数水果的主要能量来源是糖分,包括葡萄糖、果糖和蔗糖。只有榴莲、鳄梨(牛油果)和香蕉所含能量较高,接近于熟的白米饭。大部分水果的糖含量也不算很高,一般在 10% 以内。只有葡萄、枣、香蕉等含量高一些。比如说,苹果含糖量在 8%~10%,100 克苹果中的能量在 50~60 千卡(1 千卡 =4.184 千焦)之间,比大米、白面、饼干和蛋糕要低。因此,用水果来替代诱人的饼干甜点,甚至替代一部分米饭馒头,是有利于减肥的。同时,水果还富含维生素和植物化学物质,这些营养成分对脂肪肝、高血压、冠心病的预防也有好处。

　　虽然水果的能量不高,但是如果食用过量,最后吃进去的能量也非常可观。比如 1 个 10 斤的薄皮西瓜大约相当于 4 碗米饭。对大部分女性来说,一餐吃掉两碗米饭不容易,但在餐后一边看电视一边吃掉半个西瓜并不困难。因此,如果正常吃三餐食物,再加大量水果,那只能增肥,而不可能减肥。如果不吃其他三餐食物,只将水果作为唯一的食物,比如“三日苹果餐”的吃法,即便不限量,也会大大降低能量,的确能够控制体重,达到减肥的效果。但是,由于水果中蛋白质含量较低,因此这时的体重降低还包括身体蛋白质分解和水分排出带来的体重下降,这是不利于身体健康的。

　　要利用水果来帮助减肥,比较合理的方式是餐前先吃些水果,增加饱腹感,从而控制食量。同时应减少正餐主食,还应当配合富含蛋白质的食物。

13. 空腹吃水果会伤胃吗

　　有人认为,水果含较多有机酸和单宁类物质,有些含有活性很强的蛋白酶类,若吃的时机不对,会刺激胃黏膜,引起胃痛、胃胀等不适,因此不宜餐前或空腹吃水果。而事实是水果里有机酸的 pH 只有 3~5,而胃酸的 pH 是低于 2 的,因此水果中的有机酸是影响不了胃黏膜的。食物中如果单宁和草酸含量过高,与蛋白质结合可以生成不溶物质,容易产生结石,阻塞胃肠,引起胃痛、胃胀等症状,但是水果中的草酸和单宁的含量并不高,在正常的生理状况

下不会引起不适,因此身体健康的正常人空腹吃水果并没有什么不妥。但是值得注意的是,如果有胃肠疾病的人,就容易被水果中的蛋白酶或单宁所伤。芒果、木瓜、菠萝、猕猴桃、无花果等富含蛋白酶的水果,不适合有胃肠疾病的人在空腹时吃得太多。

14. 熟吃水果是不是有利于养生,女性是否应避免生吃水果

多数健康人都能吃生水果。但对消化不良、吃水果不舒服、喝凉水容易腹泻等身体虚弱的女性来说,熟吃水果胃肠更容易适应,又能获得水果中的一些营养物质。同时,一些牙齿不好、咬不动生水果的老年人,熟吃水果易于嚼烂,其健康效应也大于不吃水果。水果中含有多酚类物质,它们能够抑制消化酶的活性,从而延缓消化。煮熟之后,这些物质部分会受到破坏,降低对消化酶的抑制作用。对消化不良、消化酶活性低的人来说,能够帮助水果的消化利用;此外,如果把水果带皮煮,能把生吃时扔掉的果皮中的一些营养成分煮到汤里,有可能增强某些保健价值。水果烹熟之后某些保健成分有增加的可能。比如说,苹果皮比果肉含有更多的果胶和花青素;柑橘皮中含有非常高的类黄酮物质和多种香精油,其中很多是药物成分。柑橘皮也是果胶含量最高的材料之一。带皮蒸熟或煮熟,会让这些成分渗入到果肉当中,从而可能产生某些药效作用。在我国中医的药方上也时常见到熟吃水果入药的例子,比如盐蒸橙子止咳化痰、蒸柚子清火止咳等,这些作用和水果在加热过程中形成的柠檬烯、苎烯、橙皮苷之类的成分有关,当然这些成分并不是任何人都越多吃越好的。因此,如果胃肠、咀嚼功能没问题,还是直接生吃水果最好,营养成分最为全面。

那么熟吃水果会造成哪些营养素的丢失呢?首先是一些怕热的维生素,在加热的过程中容易损伤,比如水果中的维生素 C,类黄酮等多酚类物质也只会损失一部分。但是水果中的钾、镁、有机酸、果胶、纤维素等成分,都是不怕热的,因此,如果因为胃肠道不好或者咀嚼功能不好无法生吃水果的人群,通过熟吃水果也能得到水果中的一部分营养素。那么熟吃水果应该注意什么呢?煮水果时汤会变酸,为了满足口感,这个时候就会加入一些糖或者蜂蜜,而这些都会增加能量的摄入,因此在熟吃水果的时候,为了避免汤汁变酸,可以用蒸水果替代煮水果,尽量不加糖或者蜂蜜。其次,水果熟吃显然会增加水

果的升糖速度,对糖尿病患者是不利的。血糖上升快,就促进脂肪合成,不利于脂肪分解,所以对控制血脂也不是好事。对于糖尿病患者最好不要熟吃水果,因为未煮熟的水果细胞壁是完整的,它能延缓糖分从细胞中释放出来。同时,因为质地比较硬,咀嚼时间长,食糜在胃里停留的时间比较长,这些都有利于水果中糖分的缓慢释放,从而有利于糖尿病患者的血糖稳定。而如果把水果煮到软烂,细胞壁被彻底破坏,不用费力咀嚼,糖很快就能释放出来,血糖也会迅速升高,因此糖尿病患者最好还是生吃水果。

15. 樱桃能补铁防贫血吗

网上经常有这样的说法,多吃樱桃能防治营养性贫血,能补血养颜。如果某种食物能起到防止缺铁性贫血的作用,那必然和食物中的铁有关。因为摄入充足的铁元素能够保障血红蛋白的合成,俗话就叫作"补血"。国内对野生毛樱桃的营养素含量进行测定发现,其中的铁含量的确远高于苹果和柑橘水果,但也只有 6.9 毫克 /100 克;食物成分表中野生白刺樱桃的铁含量能高达 11.4 毫克 /100 克。虽说野生樱桃铁含量真的不少,但遗憾的是,市场上买不到这些野生水果,因为它们的糖分很少,口味酸涩,消费者很难接受。那么市售甜樱桃的铁含量到底有多少? 根据国外数据,美国的酸樱桃中的铁含量为 0.32 毫克 /100 克,车厘子(甜樱桃)为 0.36 毫克 /100 克,传统中国小樱桃为 0.4 毫克 /100 克,而天然针叶樱桃也仅有 0.2 毫克 /100 克,而且是非血红素铁,在人体的消化吸收率低。比较而言,各种肝脏中的铁含量可高达 20 毫克 /100 克以上,而且是血红素铁,生物利用率也远远超过樱桃中的铁。同时,樱桃当中也没有发现高水平的叶酸,维生素 B_{12} 根本不存在,所以其他类型的贫血问题也解决不了。

可见,通过高价的樱桃、车厘子补铁不太靠谱,如果真的存在缺铁性贫血问题,倒不如经常吃一些肝泥和红肉。

16. 木瓜具有丰胸的作用吗

木瓜作为水果的一种,含有丰富的营养成分,如富含木瓜酶、维生素 C 和维生素 A。关于"木瓜丰胸"的说法其实和木瓜中丰富的木瓜酶和维生素 A 有关。一些人认为木瓜酶和维生素 A 能刺激女性雌激素分泌,有助于丰胸;

木瓜酶还可分解蛋白质,促进身体对蛋白质的吸收。但实际上,女性的乳房是由乳腺组织、脂肪组织、结缔组织和胸大肌四部分组成,而乳房的大小也和这四部分有关。从医学的角度来说,乳腺组织发育是与雌性激素有关的。但问题的关键是,木瓜酶是一种复合酶,主要成分是蛋白酶,蛋白酶必须和蛋白质直接接触才能产生作用。木瓜在胃中就被人体胃蛋白酶分解了,同样木瓜酶也被作为蛋白质消化吸收,进入人体的氨基酸池,也就是说,木瓜在经过消化道后根本不会有完整的、具有活性的木瓜蛋白酶的存在,木瓜酶的丰胸作用也就根本无从谈起。同时,木瓜中的维生素 A 在人体进行转化的转化率并不高,而且维生素 A 并不存在刺激雌激素分泌的作用,因此对丰胸并无任何功效。

17. 秋葵能不能有效治疗糖尿病

秋葵又名咖啡秋葵、羊角豆、补肾菜、洋辣椒等,是一种种植资源丰富的草本植物,属于锦葵科秋葵属,在世界上大多数国家和地区均有食用消费习惯。秋葵营养丰富,嫩荚中含有丰富的膳食纤维、果胶、维生素和微量元素,其黏性多糖物质含量最为丰富,黏性多糖主要由果胶、半乳聚糖、阿拉伯聚糖和少量糖蛋白构成,可减少毒素在体内沉积,促进肝脏、肌肉等外周组织和靶器官对糖的利用,具有一定降血糖功效。秋葵中黄酮含量约为 2.8%,在常见果蔬中黄酮含量相对较高,黄酮有调节激素、清除自由基抗氧化等作用,对糖尿病及糖尿病并发症有辅助功效。然而,秋葵只是一种功能成分含量较高的食品,功能成分的含量远达不到治疗某种疾病的效果,更不能作为药物的替代品,只可作为糖尿病患者健康饮食中较好的蔬菜来源。

二、食物营养——
肉、蛋、牛奶

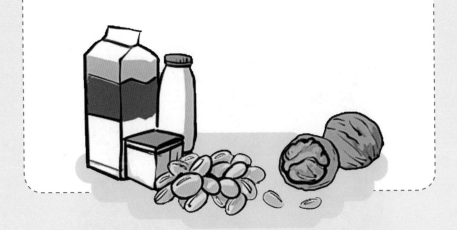

1. 红肉和白肉,我们该怎么吃

"红肉"是指烹饪前呈现红色的肉,如猪、牛、羊等哺乳动物的肉;"白肉"是指烹饪前颜色发白的肉,如鸡、鸭、鹅、鱼、虾、蟹等非哺乳动物的肉。当然也有特殊的,如三文鱼肉烹饪前是红色的,但它属于白肉。不管是红肉还是白肉,蛋白质含量都较高,且属于优质蛋白;脂肪含量相差较大,畜肉中以猪肉最高,羊肉次之,牛肉较低。禽肉中鸭、鹅肉较高,鸡肉次之。鱼类中脂肪含量一般较低;肉类中还含有丰富的矿物质和维生素,是平衡膳食的重要组成部分。

红肉含有较多的饱和脂肪酸和胆固醇,摄入过多可增加肥胖和心血管疾病等的发病风险,因此肥胖、慢性疾病患者应控制食用。但红肉富含矿物质如铁含量高,是膳食铁的良好来源,也不可敬而远之。白肉脂肪含量确实比较低,且含有较多的多不饱和脂肪酸,对预防血脂异常和心血管病有一定作用。但若白肉吃得太多,进入人体的蛋白质超过需要会增加肾脏的代谢负担,同时也会使钙排出增加。另外,多数白肉铁含量不高,饮食以白肉为主的人易患缺铁性贫血。

红肉、白肉各有利弊,正确的做法不是一味地不吃某种肉,而是应根据《中国居民膳食指南(2016)》推荐,一个正常健康的成年人,每天所需肉类的总量为 80~150 克,其中畜禽肉类 40~75 克,水产类 40~75 克,我们要把这些肉合理分配到一日三餐中,且烹饪方法应讲究科学。

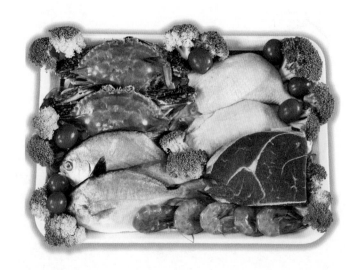

2. 海鱼比河鱼更有营养、更安全，应多吃吗

鱼类是一种深受人们喜爱的食物，以前大家都吃河鱼，随着生活水平的提高，各种各样的海鱼也都端上了人们的餐桌。

河鱼也称淡水鱼，生活于淡水中，常见有鲫鱼、草鱼、鲤鱼等；海鱼则生活于海水中，包括带鱼、金枪鱼、三文鱼等。由于成长环境不同，从味道上来说，两种鱼有很大差别，海鱼因游动范围和游动时的力度比河鱼大，使它的肌肉弹性更好，味道更鲜美。从营养成分来看，两者大致相同，鱼肉中蛋白质含量丰富，所含必需氨基酸的量和比值最适合人体需要；鱼肉中脂肪含量较少，且多为不饱和脂肪酸；鱼肉中含有丰富的硒、锌、碘等矿物质，鱼的肝脏中则含有大量维生素 A 和维生素 D。两种鱼虽然在营养成分上相差不大，并不等于营养价值完全一样，一些深海鱼类脂肪含长链多不饱和脂肪酸，其中含量较高的有二十碳五烯酸（EPA）和二十二碳六烯酸（DHA），对调节血脂、防治动脉粥样硬化具有一定作用。从安全性来说，河鱼和海鱼都面临寄生虫、重金属等问题。

所以，不论是从营养角度，还是安全角度，海鱼并不一定都比河鱼好，海鱼、河鱼的营养价值和适合人群各有优势，为了全面补充营养，生活中要尽量吃不同种类的鱼，海鱼、河鱼要轮换吃。

3. 肉汤精华多，肉渣没营养吗

鸡汤养身、鱼汤滋补、骨头汤补。在中国人的传统观念中，精华都溶在汤里，喝汤即大补。所以，很多人认为鸡、鱼、肉、骨等经过长时间炖煮，营养物质都已经释放到汤里，汤不仅味道鲜美，而且营养丰富。至于煮汤的肉，其营养已经所剩无几，是"肉渣""骨渣"，其实，这是错误的。

鸡和鱼等肉类都是很有营养的食物，肉汤的营养全部来自肉类，即使是文火炖出的汤，里面的营养价值也很低，只有一些水溶性维生素、矿物质及少量蛋白质等会溶于汤中，摄入的营养仅为原食物的 10%~12%，大部分的营养还保留在肉块中。对于健康成年人来说，喝汤弃肉这种吃法不能使食物中的营养素得到充分利用，起不了补铁、补钙等作用，蛋白质的摄入也不足，还造成食物资源的极大浪费。但肉汤中嘌呤含量高，钠盐和脂肪含量也不少，痛风患者和"三高"人群喝汤尤其要注意进食量。对于部分儿童和老人、术后体质虚弱、

肠胃和消化功能不好的人来说,肉难以消化,而肉汤进食难度小,还可以提高和改善食欲,肉汤中的营养虽不及肉本身的营养丰富,但也有少量的营养素能快速被人体吸收,增进体质或促进身体康复。需注意的是喝汤也不要过量,以免影响正餐、加重胃负担。

4. 多吃肉会变笨吗

很多家长可能听说过"吃太多肉会变笨"的说法,这种说法正确吗?其实,饮食和智力、思维能力还是相关的,即便遗传基因完全一样,大脑的思维能力也会因为身体状况的差异而表现出差别。大脑的思维需要持续稳定的能量供应,健康的饮食能为大脑提供充足的能量。

《中国居民膳食指南(2016)》推荐的平均每天摄入禽畜肉类总量40~75克,目前没有发现这个量会有什么害处。它的营养意义是预防缺铁性贫血,特别对育龄女性和儿童比较重要。从营养平衡的角度来说,每一种食物都有它合适的量,特别是肉类。如果有人因此而误认为吃素就一定聪明,更是大错特错了。素食的好处,在于不同种类的蔬菜、水果、杂粮、豆类、坚果等天然植物性食物的合理搭配,而不是远离鱼肉蛋奶,适当吃鱼肉蛋奶,对脑力还是有益的。但如果是营养不良的素食,不仅不会提高智商,还会导致贫血、蛋白质缺乏等,对智力发展起到反作用。由于未成年人在生长发育过程中,需要足够的铁、锌、钙和蛋白质等营养素供应,所以不提倡未成年人吃素。要控制好肉类的食用量,同时要吃足量的蔬菜,以保证充足的营养,这样才能打造充满活力的身体,同时也能够最大限度地发挥脑力。

5. 动物内脏污染物含量高能食用吗

"内脏含大量污染物""多吃内脏容易中毒"。近年来,这样的说法屡听不鲜,导致许多人不敢再食用内脏。但是,事实却并非如此。对于不同动物或同一动物的不同器官来说,它们的安全性都不太一样。在同样的饲养环境下,大型动物如牛、羊等生长周期长,肝脏等器官中累积的环境污染物相对较多,而鸡、鸭等禽类生长周期较短,污染物则相应较少。一般来说,动物的心和胗是较安全的,因为心脏不参与食物的消化和吸收,胗则是储存和磨碎食物的部位,也不参与吸收,而且和食物间隔着坚硬的内皮,污染较少;肝脏是重要的解毒器官,如果动物患病、过度服用药物,或饲料水源被污染,可能导致有害物质在肝脏中累积;肾脏作为排毒器官,也难免被污染;肺泡作为气体交换所,空气中可能存在的重金属污染物容易在这里聚集;而猪大肠中如果油脂没有刮干净,多吃了也不利于健康。

如果因此完全放弃了食用动物内脏,未免有些可惜。内脏含有丰富的脂溶性维生素、B族维生素、铁、硒、锌等,适量摄入可以弥补日常膳食的不足。健康的人群建议每月吃2~3次动物内脏,每次25克左右。但如果患有心脑血管疾病、高血脂、胆囊疾病或痛风患者,就应该尽量避免食用此类食物。此外,消费者在购买动物内脏时,应该前往可靠的市场购买有动物产品检疫合格标志的产品,不吃发生病变或不新鲜的内脏。

6. 烤肉致癌不能吃吗

高温烤制肉类容易产生杂环胺和苯并芘这类致癌物,这让许多人惶惶不安,那么烤肉就真的不能吃了吗? 其实只要烧烤方法得当,致癌物的产生是能够大大减少的。我们不妨一起来了解下如何把烤肉这种美味与健康维持在一个平衡点上。

首先是要避免局部过热的问题。传统的炭火烤或者使用烤架烤,都难免会出现过热问题,致癌物含量必然超标,所以尽量不要吃那些室外炭火烤出来的鱼肉,特别是烤焦的。烤肉时最好能够对烤盘控温,让它保持在160℃以下,不能超过200℃。现在不少烤肉店正是这样做的,而且烤盘散发出的烟气还能被及时抽走,不会进入我们的呼吸道。

有研究发现,用大蒜汁和桂皮粉、迷迭香等腌制肉片,也能减少烧烤时致癌物产生的数量。用番茄酱和柠檬汁涂在烤肉上,可以降低致癌物对人体的危害。另外还有一个好办法,就是像韩式烤肉一样,用生的绿叶蔬菜裹着烤肉吃,蔬菜中叶绿素含量越高,消除致癌物的致突变作用效果就越好。所以不要再把这些蔬菜当做摆盘装饰了,这样搭配是有一定道理的。最后,如果在吃烤肉的时候,能够控制肉类的数量,多吃点蔬菜、薯类,就能有效地避免血脂上升等问题,还有利于减少诱发肠癌的风险,大大改善营养均衡的问题。

7. 吃鸡蛋怕胆固醇含量高应丢弃蛋黄吗

鸡蛋的蛋白质和氨基酸构成比例完美,能够很好地被身体吸收,加上价格亲民,制作方式多样,受到消费者的青睐。蛋黄是蛋类中维生素和矿物质的主要集中部位,并且富含磷脂和胆碱,对健康十分有益,但是好多人担心蛋黄中的胆固醇。

的确,蛋黄中含有较多胆固醇,每 100 克蛋黄中胆固醇含量为 1 510 毫克,即一个鸡蛋黄胆固醇含量约为 280 多毫克。但多项研究表明,对一般人而言,与从不吃鸡蛋或者每周吃少于一个鸡蛋相比,每天吃一个鸡蛋或者更多与心血管疾病的发病风险无关联。

人体内的胆固醇大部分是自身合成的,肝脏每天合成的胆固醇 1~1.2 克,远远大于一个蛋黄中所含的胆固醇,而机体通过食物摄入的胆固醇仅占体内合成的 1/7~1/3。膳食胆固醇的吸收及其对血脂的影响因遗传和代谢状态而存在较大的个体差异,部分人胆固醇摄入量高时还反馈抑制自身胆固醇的合成。在 2013 年,中国营养学会在新版膳食营养素参考摄入量的建议中,去掉了对膳食胆固醇的上限值 300 毫克的限制。因此,吃鸡蛋时不要再害怕胆固醇而丢弃蛋黄,但这并不意味着胆固醇的摄入可以毫无节制,毕竟血液胆固醇与心血管疾病关系是确凿的。目前仍然推荐健康人群每天 1 个鸡蛋的摄入,对于具有慢性病或血脂偏高的成年人,仍需注意应控制在每周 4 个。

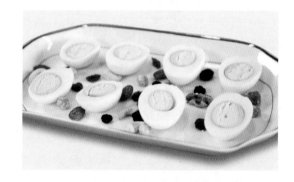

8. 红皮鸡蛋比白皮鸡蛋更有营养吗

有人在购买鸡蛋时,专门挑选红皮鸡蛋,认为红皮鸡蛋比白皮鸡蛋更有营养,但实际情况如何呢? 我们来看一下两种鸡蛋的营养素含量吧。

每 100 克红皮鸡蛋的营养素含量为:蛋白质 12.8 克,脂肪 11.1 克,碳水化合物 1.3 克,胆固醇 585 毫克,维生素 A 194 微克视黄醇当量,维生素 E 2.29 毫克,维生素 B_1 0.13 毫克,维生素 B_2 0.32 毫克,烟酸 0.2 毫克,钙 44 毫克,镁 11 毫克,铁 2.3 毫克,锌 1.01 毫克,硒 14.98 微克,铜 0.07 毫克,锰 0.04 毫克,能量 156 千卡(1 千卡 =4.184 千焦)。

　　每 100 克白皮鸡蛋的营养素含量为:蛋白质 12.7 克,脂肪 9.0 克,碳水化合物 1.5 克,胆固醇 585 毫克,维生素 A 310 微克视黄醇当量,维生素 E 1.23 毫克,维生素 B_1 0.09 毫克,维生素 B_2 0.31 毫克,烟酸 0.2 毫克,钙 48 毫克,镁 14 毫克,铁 2.0 毫克,锌 1.0 毫克,硒 16.55 微克,铜 0.06 毫克,锰 0.03 毫克,能量 138 千卡(1 千卡 =4.184 千焦)。

　　由此可见,两者营养素含量并无明显差别。红皮与白皮鸡蛋蛋白质含量均在 12% 左右;脂肪含量是红皮比白皮高;碳水化合物两者差别不明显;维生素 A 含量是白皮较红皮高;维生素 E 是白皮较低,红皮较高;其他营养素含量和能量,相差不明显。

　　蛋壳的颜色主要是由一种被称为卵壳卟啉的物质决定,有些品种的鸡能够产生卵壳卟啉,下的蛋就呈红色;有些品种的鸡无法产生卵壳卟啉,下的蛋就呈白色,蛋壳颜色完全由遗传基因决定。因此,在选购鸡蛋时,不用太在意蛋壳的颜色,无论是哪种颜色的鸡蛋,都富含优质蛋白质和多种营养物质。

9."土鸡蛋"和"洋鸡蛋"哪个营养价值更高

　　土鸡蛋指的是农家散养的土鸡所生的蛋,而洋鸡蛋指的是一般养鸡场用合成饲料养的鸡所下的蛋。人们通常认为,土鸡在自然环境中生长,吃的都是天然食物,产出的鸡蛋品质自然会好些。而养鸡场生产的鸡蛋,因采用了专门的产蛋鸡种和人工饲料,其营养价值不如土鸡蛋。因此,价格不菲的土鸡蛋还是有很多人愿意购买。那么,土鸡蛋和洋鸡蛋到底哪个营养价值更高?

　　真正意义上的土鸡应该是在自然环境中生长,完全散养,没有专门饲料,主要以蔬菜、野草、虫子等"活食"为食物,蛋中产生的风味物质自然比较丰富,味道更香。而养鸡场里的鸡吃的都是科学配方的饲料,营养全面但没有天然饲料那样口味丰富,所以蛋的味道比较单调。对于蛋黄的颜色,土鸡经常吃青草和菜叶,而绿叶中富含胡萝卜素,它们积累在蛋黄中把蛋黄的颜色染成漂亮的橙红色。吃饲料的鸡没有吃青草和菜叶的机会,所以蛋黄只有核黄素发出的浅黄色,当然,添加有色素的饲料除外。

营养学研究发现,土鸡蛋和洋鸡蛋相比,土鸡蛋的蛋白质、碳水化合物、胆固醇、钙、锌、铜、锰含量略高一些,而脂肪、维生素 A、维生素 B_2、烟酸、硒等略低,其他营养素差别不是很大。总体来说,土鸡蛋和洋鸡蛋营养价值相差不大。

10. 鸡蛋生吃比熟吃补身体吗

现实生活中,一些人错误地认为,吃生鸡蛋可获得全面的营养,鸡蛋生吃比熟吃补身体。其实生吃鸡蛋不仅不能补身体,还会给身体带来许多不利影响。因为生鸡蛋中含有抗酶蛋白和抗生物蛋白,抗酶蛋白能阻碍人体肠胃中的蛋白酶与蛋白质接触,影响蛋白质的消化、吸收;抗生物蛋白能与食物中的生物素结合,形成人体无法吸收的物质,长期生吃鸡蛋会引起蛋白质营养不良和脱发或局部皮肤发炎、全身乏力等生物素缺乏症。生鸡蛋有一种特殊腥味,会抑制中枢神经,使消化液分泌减少,容易引起呕吐,影响食欲。生鸡蛋表面和内部都很可能被鸡粪便中的细菌污染,特别是一种叫沙门氏菌的致病菌,吃生鸡蛋很容易引起沙门氏菌食物中毒。

所以,鸡蛋应该煮熟了再食用,既能提高蛋白质消化吸收率,又能破坏生鸡蛋中的抗酶蛋白和抗生物蛋白,不再影响人体对营养素的吸收,还能把鸡蛋中的有害细菌杀死,有利于身体健康。而且鸡蛋中的主要营养素即使加热到100℃也不易被破坏,因此不必担心加热可使鸡蛋的营养素损失。

11. 旺鸡蛋和普通鸡蛋的营养价值有何不同

"旺鸡蛋"是受精的鸡蛋经过发育的中间产物,分为"毛蛋"和"活珠子"两种。毛蛋是死胎蛋,就是没有孵化出来的死鸡鸡蛋,因发育程度不同,有的蛋里小鸡已经成型,有的还是鸡蛋原状。"活珠子"是指孵化 14 天或者 15 天左右的活胚胎。

旺鸡蛋的鸡胚在发育过程中,将鸡蛋中的部分营养素转化成另一类营养素,如普通鸡蛋黄中的胆固醇含量很高,但在鸡胚发育的过程中,这部分胆固醇被转化为小鸡的神经组织和一些激素;鸡蛋黄中的铁含量也较高,由于与磷蛋白结合,人体吸收率很低,而旺鸡蛋在鸡胚发育时,这部分铁被利用造血,转化为血红素铁,大大提高吸收率;鸡蛋中的蛋白质和脂肪,也在鸡胚发育的过程中转化为小鸡的各种组织。普通鸡蛋和旺鸡蛋的营养成分就像大豆和豆芽有所不同。

研究还表明，在鸡胚发育过程中，可以产生大量的激素。对人体来说，如果自身这类激素的分泌不足，特别是人体在衰老过程中，或青少年发育迟缓及发育不良等，吃旺鸡蛋的话相当于补充了这类激素，具有一定的功效。但对孕期和哺乳期的母亲来说，"活珠子"是不宜食用的食物，因为它可能会扰乱身体的激素分泌，对胎儿产生不良影响，或干扰乳汁的分泌。对婴幼儿、青少年来说，因为其激素的含量比较高，食用后可能会导致提前发育，也不宜食用。

12. 高钙奶含钙量更高，补钙效果更好吗

高钙奶顾名思义是钙含量更高的牛奶，是额外添加了钙质的牛奶。高钙奶的原料也是普通牛奶，只是在生产的时候，人为地额外添加一些钙，目前用得比较多的是碳酸钙和乳钙。

一般来说，每 100 毫升普通牛奶中的钙含量在 90~120 毫克之间。那么什么样的牛奶才能称之为"高钙奶"呢？按照我国《预包装食品营养标签通则》规定：每 100 毫升液体食品≥120 毫克时，才可以标注"高钙"，高钙奶的钙含量，大多在 130~150 毫克。从这点看，高钙奶含钙量确实比普通牛奶要高一些，但牛奶本身含钙量就很丰富，其中有 1/3 的钙是以游离态存在，可以被直接吸收；另外 2/3 的钙结合在酪蛋白上，会随着酪蛋白的消化而被释放出来，也同样易吸收。高钙奶中除了牛奶正常的钙含量，额外添加的钙无论是碳酸钙还是乳钙，都是一些其他形式的人工钙，它们的吸收率则要比牛奶中的天然钙质低得多了。既然增加的这部分钙量补钙效果并不好，那就没有必要刻意去买所谓的高钙奶。钙的吸收除了与食物本身的钙含量有关外，还与体内维生素 D 含量有一定的关系，所以日常一定要多晒太阳，让身体产生足够的维生素 D 以促进钙的充分吸收。

13. 脱脂奶、低脂奶比全脂奶更健康吗

脂肪吃太多会导致肥胖、三高、心血管疾病。随着大家对饮食健康的关注，开始惧怕"脂肪"这种东西，就连喝奶都会选择低脂奶、脱脂奶，生怕脂肪吃得多，既维持不了好身材，还会患血脂异常等慢性病。

可是,脱脂奶、低脂奶真的比全脂奶更健康,更能帮助减肥和防病吗?我们来算一下,一般 100 毫升的全脂牛奶脂肪含量约为 3 克,低脂奶为1.0~1.5 克,脱脂奶为 0.5 克,将膳食指南推荐每日摄入 300 毫升的牛奶量全部替换成低脂奶,相当于节省 4.5~6 克脂肪;全部替换成脱脂奶,相当于节省 7.5 克脂肪。这部分脂肪,按照人体每天总的摄入量来讲,对健康没多大影响。而且牛奶的脂肪部分有不少好东西,牛奶一旦经过脱脂,让牛奶产生特殊香味的丁酸被去除就变得寡淡无味。牛奶中的一些脂溶性物质如维生素A、维生素 D、维生素 E、维生素 K 等,在牛奶脱脂过程中损失惨重,水溶性维生素和矿物质虽有部分保留,但含量明显降低。另外,牛奶脂肪中还富含一种叫作共轭亚油酸的物质,它被研究证实具有抗癌、降低心脑血管疾病发病率的作用,在牛奶脱脂过程中也会有一定程度的流失。

脱脂奶或低脂奶在去除脂肪的同时,也损失了很多重要的营养物质,因此,对于没有高血脂、肥胖等疾病的健康人群,特别是儿童少年和中青年人群,建议选择全脂奶;而对于需要严格控制脂肪摄入量的人群,低脂奶或脱脂奶是很好的选择。

14. 牛奶越浓越有营养吗

有人认为牛奶越浓,身体得到的营养就越多,这是不科学的。所谓的"浓"牛奶,是指在冲调配方奶粉时多加奶粉少加水,使牛奶中干物质的含量超出正常比例标准。也有人惟恐新鲜牛奶太淡,便在其中加奶粉。而市面上销售的宣称"口味浓厚"的牛奶,是因为商家在牛奶中加入了香精、增稠剂和稳定剂等添加剂,从而产生香浓口感。

正确的做法是,配方奶粉在冲调上有严格的水、粉比例,按照这个比例冲调就行,家长不必刻意多加奶粉,而新鲜牛奶营养素比例适当,更无必要再加入奶粉,否则会使乳糖含量超标,加重孩子肾脏负担。如果婴幼儿长期喝过浓奶容易引起便秘、腹泻、食欲缺乏等,甚至拒食,严重的还会引起急性出血性小肠炎,这就得不偿失了。平时我们在选购牛奶时也不应以"香浓"为标准,市场销售的牛奶,都是经过了"均质工艺"处理,这种工艺能够把大颗粒的牛奶脂肪打碎成小颗粒,使牛奶脂肪不容易上浮感觉变稀了。牛奶的香味主要来自于脂肪,所以全脂牛奶要比脱脂、低脂奶更香浓一点。消费者如果喜欢浓郁的奶味,只要选购全脂奶便可。

15. 酸奶中的益生菌能调整肠道菌群，起保健作用吗

很多人认为酸奶中含有益生菌，有益于调节肠道菌群，但实际上这种说法并不那么靠谱。制作酸奶必须要添加嗜热链球菌和保加利亚乳杆菌两种菌，这两种菌互相帮忙，才能促进产酸的速度，让酸奶凝固起来，并能产生较好的口味。这两种乳酸菌对人体有好处，但作用较弱，因为它们无法在人体大肠中定植，是"一过性"的保健菌，只能在通过胃肠道时发挥些作用，不能起到调整肠道菌群的作用。

如果酸奶中添加了这两种菌之外的其他保健菌种，如嗜酸乳杆菌、双歧杆菌等，这些菌种的保健作用比较强，并能在体内定植，但这些益生菌一定要达到足够数量的活菌数才能起到调节肠道菌群作用。而这类益生菌大多比较"娇气"，制作或保存方法不当很容易死掉，况且大部分益生菌酸奶没有标明里面到底含有多少数量的活益生菌，所以真正吃进去的量是难以估计的。此外，益生菌在通过胃肠道时，绝大多数都半路"牺牲"了，在上亿甚至十几亿的菌中，可能只有极少数幸运儿在同伴的掩护下最终抵达大肠，并繁衍生息下去。因此，对于胃肠道不好的朋友，生活上的调理很重要，酸奶可以作为均衡膳食的一种优秀食材来食用，但如果期待通过长期吃酸奶能够调节肠道菌群，怕是非常困难的。

16. 酸奶中有很多添加剂，不太安全，是不是添加剂越少的酸奶就越好

近年来，酸奶在备受推崇的同时，也引来了不少争议，关注度最高的莫过于其中的添加剂。那么，酸奶中都有哪些添加剂呢？这些添加剂对健康有影响吗？

酸奶中的食品添加剂主要是增稠剂，使用增稠剂的目的是为了防止产品凝冻散碎和乳清析出。常用的增稠剂有植物胶、明胶和改性淀粉等，这些都是无毒无害的物质。其中的植物胶对人体还有好处，它属于可溶性膳食纤维，有利于降低餐后血糖反应，帮助膳食中的重金属物质排出；明胶就是猪皮、鸡皮里面所含的胶原蛋白水解产物；改性淀粉是由日常所吃的淀粉经一些化学处理制成的，这些处理只是让它增稠效果更好而已，合格无毒。酸奶越浓稠也并

不一定代表添加的增稠剂越多,像老酸奶属于凝固型酸奶,加工工艺本身就会让酸奶变得黏稠。

除了增稠剂外,酸奶中往往还会添加香精和糖,以保证酸奶的香甜口感。当然,不加香精也是可以的,那就没有水果的香味了。不加糖的话,酸奶味道会很浓,大部分人难以接受,因此无糖或低糖酸奶常常要用甜味剂来代替。如果真想要喝"纯天然"酸奶,可以直接购买某些无增稠剂、无糖、无香精、无甜味剂的品种,不过这种酸奶的口味根本比不上有添加剂的酸奶香味那么诱人。所以想要喝口感好的酸奶,就只能欣然接受食品添加剂的存在了,食品添加剂只要在国家允许的范围内使用,并不会对健康造成威胁。

17. 乳糖不耐受者不能喝牛奶及奶制品吗

乳糖不耐受是指有些人喝牛奶后出现腹胀、腹泻、排气增多等不适症状,这主要是由于他们的消化道内缺乏乳糖酶,不能将牛奶中的乳糖完全分解被小肠吸收,残留过多的乳糖进入大肠内发酵所致。

乳糖不耐受的发生与人们的生活习惯是密切相关的,婴幼儿时期以喝奶为主,乳糖是婴幼儿发育期主要能量来源,每个人都离不开它,但断奶后,乳糖酶就无用武之地了,其活性也随着年龄增长逐渐减弱,最终导致乳糖不耐受。那么乳糖不耐受的人就不能喝牛奶或其他奶制品了吗? 答案是否定的。大量研究显示,乳糖酶活性消失并不可怕,可以通过少量多次喝奶或食用奶制品再次激发出来。对小孩来说,通过科学的牛奶饮用方法,是可以消除乳糖不耐受的。

首先要科学改变喝牛奶方式,少量多次并与其他谷类食物同食,不空腹喝奶。如每次喝 50 毫升牛奶,并与谷物一起搭配,可大大减轻肠鸣、腹泻等症状。以后每天增加一点饮用量,让自己逐渐适应牛奶。其次,对实在无法调整或是严重的乳糖不耐受者,可以让医生开一些"乳糖分解酶"服用,帮助乳糖在体内分解。当然,对于乳糖不耐受的人,可首选酸奶或低乳

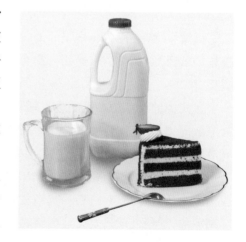

糖奶产品,如低乳糖牛奶、酸奶、奶酪等,这样既可以获得丰富的营养素,又避免了不舒服的状况。

18. 喝牛奶会致癌吗

　　一天一杯奶,强壮中国人！这个口号曾经深入人心,很多人习惯喝牛奶来补充自己需要的维生素和营养物质。可前几年,有科普文章根据国外的动物试验结果或少数人群的调查资料,宣称牛奶会致癌的观点,对大众造成了很大的影响。实际上这种观点不仅缺乏科学依据,还不符合我国国情。

　　动物实验中的许多条件与人的饮食方式截然不同,其结论不能直接推演到人的身上。实验中将酪蛋白作为大鼠唯一的蛋白质来源,而人类的饮食是多样化的。我们平时喝的牛奶90%以上是水,其中蛋白质含量约3%,1~2杯牛奶所含蛋白质仅为7.5~15克,只占人体每天蛋白质需要总量的10%~20%,余下不足部分由多种其他食物补充,这与动物试验中使用100%的酪蛋白喂养是完全不同的。另外,动物试验是先用黄曲霉毒素引发癌症,再使用大量酪蛋白促进黄曲霉毒素的致癌作用,并不是用酪蛋白直接引发癌症。因此将此实验结论说成“喝牛奶致癌”是错误的推断。况且,国外科学家的实验和调查主要是针对西方国家居民牛奶摄入量过多的问题而设计的,他们的牛奶消费量平均超过每人每年300千克,而我国居民牛奶饮用量只有21.7千克,相差15倍之多。所以,在国情不同的情况下,用国外的观点套用入国内,也是不合适的。

　　牛奶的营养价值是公认的,我们根本没有必要因为“牛奶会致癌”的谣言而出现恐慌,甚至远离牛奶。

19. 牛奶不能空腹喝吗

　　很多人认为牛奶是流食,空腹喝的话胃排空较快,不利于吸收其中的营养。实际上我们的胃只是初步消化蛋白质的地方,真正消化吸收的场所在小肠。婴幼儿都能以牛奶作为主食,从未听说在喝奶前还得先喂点米糊或粥,那么以健康成年人的消化能力,即便饭前喝奶也能很好地消化吸收。特别是在来不及吃早饭时,空腹饮奶仍然比早上完全不吃东西更有利于健康,它可以有效缓解饥饿感达1小时以上,帮助提高学习和工作效率,在补充相当多营养成分的同时,更有助于预防胃病和胆结石,所以千万不能相信那些"牛奶不能空腹喝"的谣传。

当然,早晨也不宜把牛奶当成唯一的饮品,因为牛奶的渗透压较高,它在补水方面的效果远不如一杯白开水来得好,所以清晨在喝牛奶之前,建议先喝水,20分钟后再喝牛奶。也有人认为,空腹喝牛奶会造成蛋白质的浪费,实际上,平时不吃主食,只吃大量鱼肉类食物才是真正浪费蛋白质。牛奶中含有约4.6%的乳糖,它属于碳水化合物,会优先分解供能用以节约蛋白质。此外,牛奶中还有3%左右的脂肪,也能起到供应能量的作用。因此根本不用担心空腹喝牛奶会造成蛋白质的浪费。

20. 牛奶与果汁混合后会出现沉淀,不能搭配食用吗

果汁中含有的果酸和维生素C是酸性的,与牛奶中的蛋白质相遇后会发生凝固,产生絮状物,从而影响牛奶的消化与吸收,甚至还可能会导致腹痛或腹泻,所以牛奶中不能加果汁,甚至喝牛奶的前后1小时,都不能吃水果!乍一听,这个说法似乎有几分道理,但仔细推敲,还真不是这么回事!牛奶和果汁混合后出现沉淀,是因为牛奶中的酪蛋白在酸性条件下发生了部分变性,这是一种正常的现象。适度变性,能让食物更好消化,这是因为经过变性后,蛋白质的空间结构发生改变,结构更加蓬松,更容易被体内的蛋白酶分解,更容易被吸收,但是它的氨基酸组成并不发生改变,所以营养价值不会降低。

再说,即使牛奶中不加果汁,牛奶在胃里遇到胃酸,或者经过乳酸发酵也会沉淀。家里有婴儿的人,可能就会发现,孩子吃饱后有时会出现吐奶现象,吐出来的不一定是液体,可能是乳酪样的固体,这就是牛奶遇到胃酸发生沉淀反应的结果。

如果说牛奶中加果汁有什么弊端的话,那就是这样做可能会让我们无形中摄入过多的糖分,这对控制体重、预防龋齿和培养小宝宝清淡口味是不利的。因此牛奶可以和果汁混在一起喝,喝牛奶前后也可以吃水果,不过需要注意的是,像柿子、葡萄、石榴等涩味水果含单宁较高,与牛奶中的蛋白质结合后确实会降低消化吸收率,但不会引起消化不良。

21. 复原乳营养价值高吗

复原乳其实就是把牛奶浓缩、干燥成为浓缩乳或乳粉,再反过来添加适当的水,"复原"成与原来牛奶比例相当的乳液。人们对复原乳最大的担心就是高温破坏了营养,但实际上,牛奶的优势在于提供优质蛋白质和钙,这两种成分几乎不受高温影响;加热会损失一些维生素,但损失程度也不大,维生素 A、维生素 D 几乎没有损失,维生素 B_2 只损失 15%,最容易损失的维生素 B_1 也损失不到 30%。而且牛奶不是这些 B 族维生素的良好来源,含量本来就少,损失了也没什么可惜,还不如多吃点豆类、坚果和粗粮。另外还有消费者担心复原乳在加热后,蛋白质会出现"变性",所以没有营养了,这种顾虑更是无稽之谈。我们平时做饭做菜,只要加热到 60℃以上,都会让食物中的蛋白质变性。一颗鸡蛋在高温下慢慢凝固,一份牛排在煎锅里慢慢变成褐色,这都是蛋白质变性的过程,大家不会认为熟鸡蛋、熟肉没有营养吧。

所以,复原乳并没有大家想的那么糟糕,依然属于一种有营养的食品。只是目前商家之间的竞争和诚信问题导致消费者对复原乳产生了不好的印象。按照我国国家标准,风味奶、酸奶和其他乳制品是可以用复原乳作为原料的,但需在产品上注明,消费者可以放心购买。

22. 天然奶油相对人造奶油来说属于健康食品,多吃无妨吗

天然奶油是指从鲜奶中分离出来的稀奶油(乳脂肪),经成熟、搅拌、压炼而制成的产品。天然奶油品种繁多,市面上最常见的是淡奶油,其脂肪量比鲜牛奶多 5 倍,常出现在咖啡、红茶等饮料,也用于西式糕点以及冰淇淋等食品的制作;另一种是浓奶油,用打蛋器将它打松,可以在蛋糕上挤成奶油花。

人造奶油是以植物油脂为原料,经过氢化后制作而成,也叫作植物奶油,虽不含胆固醇,脂肪和热量均比天然奶油要低,但人造奶油含有反式脂肪,如果大量食用会对心血管系统产生一定损害。研究还表明,反式脂肪酸在人体可以干扰必需脂肪酸代谢,可能影响儿童的生长发育及神经系统健康。所以,现在很多注重健康的居民对这种奶油避而远之,纷纷把目光投向了天然奶油。

与人造奶油相比,天然奶油口感更好,而且不含有那么多反式脂肪酸。但天然奶油毕竟属于动物油脂,含有大量饱和脂肪酸,吃太多易引起肥胖和增加人体内胆固醇的含量,升高冠心病等疾病的发生风险。天然奶油中维生素 A、维生素 D 较为丰富,但是蛋白质、碳水化合物和矿物质含量比较低,因此天然奶油也应控制好摄入量,更不可以把它替代牛奶、酸奶等乳制品来食用。

三、食物营养——
粮、谷、油类

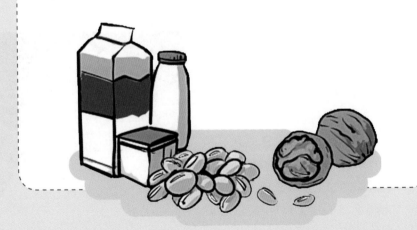

1. 减肥就要少吃含碳水化合物较高的主食和杂粮吗

答案当然是否定的。造成肥胖的真正原因是摄入体内的能量过剩，没有被消耗掉，转化成脂肪在体内积累。

主食和杂粮通常指米饭、面条、馒头以及杂粮、杂豆、薯类，包括麦片、玉米、红豆、芸豆、红薯、马铃薯等，其特点是富含碳水化合物。这类食物提供的能量只占人体摄入总能量的一部分，人体摄入其他富含脂肪、蛋白质和糖的食物同样会增加能量的摄入。同等重量的脂肪提供的能量是碳水化合物的2.2倍左右，因此脂肪比碳水化合物更容易造成能量过剩。主食，特别是一些杂粮类主食更能产生饱腹感，从而减少脂肪和动物性食物的摄入量；相反的，富含脂肪的食物口感好，易刺激人的食欲。另外，少吃或不吃主食也会导致维生素、矿物质、膳食纤维的摄入减少，长期看也不利于健康。

最后，提醒大家，控制体重的关键是能量平衡，做到减少能量摄入、加速能量消耗，简单讲就是：管住嘴、迈开腿！

2. 大米、面粉越精、越白越好吗

精白米面是指加工精度高的稻米和小麦粉，具有得率低、色白、口感好的特点，为很多人喜爱。但从营养角度讲，大米和面粉并非越精、越白越好。

谷物籽粒由胚乳、胚芽和皮层三部分组成，其中胚乳主要是淀粉等碳水化合物，以及少量的蛋白质和脂肪，矿物质和维生素含量很少；胚芽含有很多矿物元素、B族维生素、维生素E、抗氧化组分及脂质等；皮层包裹在种子外层，富含微量营养素和膳食纤维。大米和面粉是由稻谷和小麦经过脱壳、碾磨、抛光等工序加工而来，越精、越白的大米和面粉的加工精度越高，胚芽和皮层保留的就越少，所保留的微量元素、维生素和膳食纤维就越少。另外，谷类加工精度越高，在摄入后血糖反应越高，不利

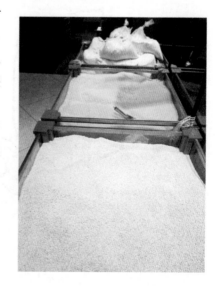

于需要控制血糖的人群食用。

所以,建议大家用精米搭配糙米来吃,以更好地补充 B 族维生素、膳食纤维等;对于习惯以面食为主食的,建议购买加工精度较低的标准粉或普通粉,以保证摄入更丰富、全面的营养。

3. 主食营养没有肉类营养好吗

主食类食物中含有的碳水化合物较多。碳水化合物是构成机体组织的重要物质,它参与细胞的组成和多种活动。此外,它还有节约蛋白质、抗生酮、解毒和增强肠道功能等诸多作用。碳水化合物更是机体活动的主要能源,它被摄入后直接转化成葡萄糖,能量释放和利用快。按平衡膳食的要求,人体一半以上的能量应该由主食供给。

肉类食物主要提供蛋白质、脂肪、维生素和矿物质,同时缺乏碳水化合物、不饱和脂肪酸(鱼类除外)、维生素 C、纤维素,此外还含有较多的饱和脂肪酸和胆固醇,过多食用会导致超重肥胖、糖尿病、高血脂、高血压、肿瘤等健康问题。

正确的做法是,食物多样,谷物为主。也就是说一餐食物中不仅要有肉类,还需要谷物,并且谷物应该是人体能量来源的主要食物。总而言之,食物没有优劣,不存在一种食物一定比另外一种食物更有营养之说。任何一种天然食物都不能提供人体所需的全部营养素,要健康,就不能偏食、挑食。

4. 淘米次数越多越干净吗

大米中含有多种维生素和无机盐,这两种物质特别容易溶于水。据试验,大米淘洗后要损失 29%~60% 的硫胺素(维生素 B_1)及 23%~25% 的核黄素(维生素 B_2),其他的蛋白质、脂肪等营养物质也多多少少有所损失。大米越精白,淘洗的次数越多、淘洗时水温越高、浸泡时间越长,维生素等营养物质的损失越严重。

正确的做法是:清洗前先挑出杂质,不用水泡米,不用流水和热水淘米,不使劲搓和搅和米,更不可反复搓洗,淘的时候少用水。如果购买的是免淘洗大米,可使用自来水略微冲洗或不冲洗即可。

5. 方便面是"垃圾食品"吗

实际上,这是一条典型的谣言。相反的,从世界范围来看,方便面已经成为位列面包之后的重要主食。

从营养分析可知:100 克方便面中含水分 8 克,蛋白质 9 克,脂肪 20 克,矿物质 3 克(包括盐 2 克),膳食纤维 1 克,可消化碳水化合物(淀粉)约为 59 克。此外,方便面的调料包中的脱水蔬菜基本保存了原有蔬菜的营养,只不过因为量比较小,所以方便面中维生素含量稍显不足。因此,方便面中人体必需的 6 大营养素——水、蛋白质、脂肪、碳水化合物、矿物质、维生素全具备了,作为主食还是很称职的!

所以说,我们只要将方便面作为类似馒头、米饭的主食,多搭配些蔬菜、水果以及富含蛋白质的肉类、蛋类等食物就行了。此外,在有些紧急情况下,如旅途、野外、救灾或抢险等场合,方便面可以暂时给人们补充能量,挽救生命。

因此,可以这样说:没有垃圾的食品,只有不合理的膳食!

6. 米饭、面食加工简单,口感好,能作为全部的主食来源吗

答案是否定的。按照膳食平衡的要求,全部以米饭、面食作为主食是不够的,每天还应该摄入全谷物和杂豆类以及薯类食物。《中国居民膳食指南(2016)》推荐:每天摄入谷薯类食物 250~400 克,其中全谷物和杂豆类 50~150 克,薯类 50~100 克。

大家看看这几类食品的营养特点就明白了:麦片等全谷物保留了完整谷粒所具备的谷皮、糊粉层、胚乳、胚芽及其天然营养成分,包括膳食纤维、B 族维生素和维生素 E、矿物质、不饱和脂肪酸、植物固醇以及植酸和酚类等植物化学物质;赤豆、芸豆等除大豆外的杂豆类,含 50%~60% 的淀粉、20% 左右的蛋白质,而且富含谷类蛋白缺乏的氨基酸,与谷类食物搭配食用可起到很好的蛋白质互补作用。杂豆中脂肪含量低,B 族维生素含量比谷类高,也富含矿物质,因此有对全谷物的良好补充作用;红薯、土豆等薯类中碳水化合物含量占 25% 左右,蛋白质、脂肪含量较低,维生素 C 含量较谷类高。此外,土豆中钾含量较高,红薯中胡萝卜素含量比谷类高,还含有丰富的纤维素、半纤维素和果胶等,可促进肠道蠕动,预防便秘。了解了这些,就知道这几类食物搭配

食用的道理了吧。

7. 馒头比米饭更有营养吗

有人说,北方人主食吃馒头等面食,身高比主食吃米饭的南方人高,原因是馒头比米饭营养更好,这种说法有道理吗? 要回答这个问题,我们要看看面粉和大米哪个更有营养。

先看蛋白质:含量上面粉要略高些,质量上面粉却差些,原因是人体必需的赖氨酸含量大米高于面粉。综合考虑,大米和面粉打了个平手。再看维生素:面粉中含有较多的维生素 B_1,是大米的 2 倍左右,但维生素 B_1 存在于大米和小麦的表面,加工精度越高,保留在大米和面粉中的含量越低,此外肉、奶、蛋中也含有维生素 B_1,这样一来,面粉的优势就不那么明显了。最后看矿物质:面粉的钙、磷、钾、镁的含量高于大米,而大米中的锌、铜、锰的含量高于面粉,但这也与加工精度有关,并不能说明大米和面粉哪个更有营养。

因此,面粉和大米的营养价值应该是各有千秋,不分上下,还真不能说馒头和米饭哪个更有营养,不如经常换换口味,既丰富了食物品种,又使营养互补。至于南、北方身高差的问题,有关研究结果显示,北方人身高虽然高于南方人,但与吃米和面的营养无关。

8. 白米粥是最好的病号饭吗

白米经过长时间的加热煮成粥后,最主要的成分淀粉分解为糊精,存在于浓浓的粥汤里。糊精比淀粉更容易消化吸收,提供一定的能量和营养素;粥水分含量高,是人体水分的重要来源。因此,白米粥对健康的人,以及食欲不佳、消化不良的患者来说,是获得能量和水分等营养素的一个良好来源。但是,对一个患者来说,如果长期以白米粥为主要食物,甚至唯一的食物,那就另当别论了。因为白米粥虽然容易消化,能减轻消化系统的负担,但营养素的种类比较单一,不能满足人体的全部营养需求。特别是现在的大米加工精度较以往有较大的提高,除淀粉、蛋白质外的营养素含量较以往的大米更是明显减少了。这样的食物怎么能支撑患者的康复呢! 所以,可以用粥作为主食来养生,但是其他食物,如肉、鱼、奶、蛋、蔬菜、水果一样都不能少! 这样才能起到强壮身体的作用。

如果能在精白米中添加些糙米、黑米或者各种杂粮，熬成"八宝粥"，营养价值将会大大提高，试试看吧！

9. 烹调油除了提供能量外，不能提供蛋白质和碳水化合物，没有什么营养，吃得越少越好，对吗

这种说法不对，因为除了提供能量以外，烹调油还有许多营养功能。

我们先从它的营养成分说起：烹调油中的主要营养成分是脂肪（甘油三酯）、维生素 E、植物固醇。

脂肪（甘油三酯）约占食用油的 99% 以上，甘油三酯是由甘油（约 10%）和脂肪酸（约 90%）组成的。所以关注食用油的营养就要关注脂肪和脂肪酸的营养。脂肪酸的种类很多，不同品种的植物油其脂肪酸的含量是不一样的，所以也就决定了不同品种的植物油其营养不一样。这些脂肪酸中有些是人体必不可少而自身又不能合成的（亚油酸和 α - 亚麻酸），主要靠从食用油中补充。

维生素 E 在植物油中含量很高，以小麦胚芽油中的维生素 E 含量高，其次是玉米油和大豆油。其他常见的植物油维生素 E 的含量比以上三种植物油来说要低很多。维生素 E 对人体的主要功能是抗衰老。

植物固醇（又叫植物甾醇），是和胆固醇结构相似的一类化合物。因为植物固醇进入人体内后，可以与胆固醇竞争，这样就能降低胆固醇的吸收。所以植物固醇有降低胆固醇的作用。

除此之外，食用油还有促进食物中的脂溶性维生素的吸收、改善口味、促进食欲，增强饱腹感等作用。综合上述原因，烹调油要适当少吃，但不是越少越好。《中国居民膳食指南（2016）》推荐的食用量是每人每天 25~30 克。

10. 食用植物油中价格越高的营养越高，越有利于健康吗

食用油的种类繁多，我们常见的有大豆油、菜籽油、花生油、玉米油、葵花子油、亚麻籽油、山茶油、橄榄油等。在超市里或农贸市场，同样容量的油却因为品类的不同而价格大相径庭。食用油的营养价值主要看其中各种脂肪酸比例是否合理。除了脂肪酸含量，每种食用油的营养成分及物理性质都不一样，所以单纯地从价格判断食用油的好坏是不合理的，每种食用油都有它的优势，

所以食用油经常轮换着吃，才更有益身体健康。

下面介绍几种常见食用油的营养特点：

（1）大豆油：人体需要的两种必需脂肪酸——亚油酸和 α- 亚麻酸含量高而且比例也很合理，另外维生素 E 的含量也很高。

（2）菜籽油：单不饱和脂肪酸含量高，而且含有 α- 亚麻酸，维生素 E 的含量也还不错。

（3）花生油：油酸和亚油酸的含量相接近，但是缺乏 α- 亚麻酸，饱和脂肪酸的含量也比大豆油、菜籽油、玉米油等常用的植物油高。

（4）玉米油：亚油酸的含量较高，维生素 E 的含量也很高，不足之处是缺少 α- 亚麻酸。

（5）葵花子油：亚油酸含量高，高于玉米油，维生素 E 的含量比玉米油低很多，不足之处是缺乏 α- 亚麻酸。

（6）芝麻油：一般只用作调味料，用量非常小。所以建议不用考虑其营养价值，只需选择最喜欢的风味就可以了。

（7）亚麻籽油：含有很高的 α- 亚麻酸，达 50% 以上。α- 亚麻酸虽然是人体非常需要的营养物质，但它容易氧化，而且人体只需要适量就可以了。所以不建议直接大量使用亚麻油来炒菜。可以买小瓶装的，在做凉菜时放一点，作为一种食用油的补充，并在冰箱中保存。

（8）橄榄油：单不饱和脂肪酸 - 油酸的含量高，但缺乏 α- 亚麻酸。从营养均衡的角度考虑，性价比就不那么高了。

（9）茶籽油：单不饱和脂肪酸含量和橄榄油接近，其营养特点和橄榄油相似。

（10）棕榈油：饱和脂肪酸含量高，在室温下也呈现半固态和固态。我国居民一般不将其作为烹调油，但在食品加工和油炸食品中常用。

给大家介绍了常见的植物油的营养特点，大家心中应该明白，看似寻常、便宜的大豆油其实是营养最均衡的植物油品种，相反，价格高高在上的一些食用油，比如橄榄油、花生油、亚麻籽油性价比就差多了。

11. 食用油中的多不饱和脂肪酸越多，对健康越有利吗

食用油的主要成分是脂肪酸，脂肪酸主要包括饱和脂肪酸、单不饱和脂肪

酸和多不饱和脂肪酸。各种脂肪酸都有其不同的作用,必须保证各种脂肪酸摄入量足够,强调食用油中的各种脂肪酸比例合理非常重要,否则就会导致脂肪的过度摄入。因此,各种脂肪酸的比例合理是食用油营养的基石。一般认为,人体从包括食用油在内的所有膳食中按 1 : 1 : 1 的比例平衡摄入饱和脂肪酸、单不饱和脂肪酸、多不饱和脂肪酸是比较合理的,排除从其他食物(比如肉类)中摄入脂肪酸因素后,我们选购的食用油中,饱和脂肪酸、单不饱和脂肪酸、多不饱和脂肪酸的比例以 0.27 : 1 : 1 比较理想。另外,《中国居民膳食营养素参考摄入量》推荐摄入的 n-6 系列脂肪酸(亚油酸)与 n-3 系列脂肪酸(α-亚麻酸)的比例为 20 : 3,因此,食用油中如果其中 n-6 脂肪酸与 n-3 脂肪酸比例为(4~6) : 1 就比较理想了。

根据已有研究结果,目前没有一种单品植物油各种脂肪酸比例完全合理,因此,日常生活中我们可以选择购买各种脂肪酸比例相对合理的食用油(比如大豆油、菜籽油、橄榄油等)替换吃,也可选择各种脂肪酸配比较合理的植物调和油食用。

12. 食用油结冻起絮,也就是常说的"发朦",就是变质了吗

天冷时,常能看到食用油里出现白色絮状物,或者呈不透明糊状,也就是常说的"发朦"。那么这种现象是否意味着食用油变质了呢?

一般来说,油脂产品从透明转为发朦或者出现沉淀,有两种可能性:

(1)油脂中含有高熔点的脂肪:天然油脂是由多种甘油三酯的混合物组成,有的甘油三酯熔点低,在常温下呈液态,有的甘油三酯熔点高,在常温下呈固态。天冷时,当环境温度降低到熔点以下时,原先液态的"油",就会凝固成固态的"脂",这种现象是一个物理过程,不影响油的品质与营养特性。这是豆油、花生油等油脂"发朦"的主要原因。

(2)油脂中含有其他微量成分:这些微量成分主要是蜡质,其次是少量固醇等。这些蜡质成分经过精炼,在成品油中含量很低,但即使微量存在,在较低温下也会缓慢析出,使油品出现"发朦"现象。这种蜡质成分对人体是无害的。对于葵花子油、玉米油、菜籽油而言,冬季"发朦"沉淀往往是第一种和第二种情况共同作用的结果。

综上,正常情况下,食用油"发朦"是一种物理现象,并不意味着变质或者

是营养质量的下降。

13. 动物油脂没有植物油脂健康吗

动物油的油脂与一般植物油相比,有不可替代的特殊香味,可以增进人们的食欲。直至今日,许多人还喜欢在面条或烹调时加入猪油,原因就是喜欢它的香味。那么,和植物油相比,吃动物油脂是否健康呢?

要回答这个问题,我们先来看看植物油和动物油都有啥区别?植物油与动物油最大的差异,在于前者不饱和脂肪酸含量比较高,后者则饱和脂肪酸含量较高。摄入过多饱和脂肪酸,可能会升高血液中的胆固醇含量,增加心血管疾病风险。因此,吃植物油对罹患心血管疾病有相对较低的风险,然而也并不绝对,比如,椰子油和棕榈油等饱和脂肪酸含量就比较高。

选择动物油脂还是植物油脂关键看自己的日常膳食组成。如果平时吃猪牛羊肉已经很多了,就尽量选择植物油。相应地,如果平时基本上是素食,也可以适量用动物油来烹调。营养调查资料显示,我国居民肉类食品摄入量逐年增高,因此《中国居民膳食指南(2016)》建议我们减少摄入饱和脂肪,所以一般人群建议少吃猪油等动物油脂。

14. 市场上的食用调和油品种非常多,该如何挑选呢

一般而言,市场上销售的调和油和单一品种的植物油相比,具有营养均衡、性价比高的特点。但是面对琳琅满目、品种繁多、价格差异较大的调和油产品,消费者该如何挑选呢?

其实,消费者选购时,除了品牌、价格等因素外,最需要考虑的是配比和营养。第一,要看配料表,了解调和油是加了哪些油去调和,它们的比例是多少。第二,看营养标签,如果生产企业按照规定,选择在营养标签上标注了饱和脂肪酸、单不饱和脂肪酸、多不饱和脂肪酸的含量,那么越接近 0.27∶1∶1 的营养越均衡。第三,看各种脂肪酸的含量,如果企业在标签上标注了各种大于2% 脂肪酸组成的名称和含量,那么可选择必需脂肪酸亚油酸和 α- 亚麻酸较多,且比例接近 5∶1 的产品。了解了以上内容后,您就可以选择性价比高的调和油了,一句话:"只选对的"。

15. 油炸的食品美味、营养又安全吗

油炸食品的风味虽好,但是诸多研究已经表明,油炸食品的安全性存在较多问题:

(1) 营养损失:油炸的烹调方式会改变食品的营养结构,使食物变为高热量、高脂肪食品,同时油炸过程的高温使食物中的维生素和矿物质受损。

(2) 致癌物:食品在油炸过程中,会产生一些致癌物,如丙烯酰胺、杂环胺、多环芳烃化合物等。

(3) 难消化:油炸食物的表面被大量的油脂包裹,不易被肠胃消化。还因其在胃里的停留时间长,使人腹部产生不舒服的饱胀感,加重了肠胃的负担,更不利于营养的吸收。

(4) 影响智力:某些油炸食物在制作过程中,往往添加含铝的明矾作为膨松剂。铝很容易被肠道吸收,并可进入大脑,影响孩子的智力发育。

(5) 心血管病:油炸食物含有较高的油脂、糖和氧化物,经常进食易导致肥胖,是导致高脂血症和心脑血管疾病的危险食品。

所以,油炸食品作为一种风味食品,可以偶尔品尝一下,但不宜经常吃。并且,在品尝油炸食品的时候不要一次吃得太多,吃完后多吃些富含维生素 C 或纤维素的新鲜水果、蔬菜,因为维生素 C 或纤维素具有一定的排毒作用,能阻止人体吸收毒素。

16. 炒菜多用油好吃,与肥胖没有关系吗

许多烹调爱好者认为:"油多不坏菜",要想菜肴好吃,多用点油没关系,肥胖什么的和多吃了食用油并没有直接的关系,这种想法对吗?

人们日常食用的食用油主要成分都是脂肪。总脂肪摄入量与体重增加直接相关,这是由于人体的食欲控制系统对油脂的反应较蛋白质以及碳水化合物来得缓慢,即摄入同量的碳水化合物和油脂,由于碳水化合物消化吸收较快,人体会很快产生饱的感觉,而油脂则相反。在所有的食物中,油脂能量最高,如果每人每天多吃一汤匙(15 克)油,一个月后体重就可能增加400~500 克,一年就会增加 5 千克。因此,食用油多吃了与肥胖一定是有关系的。

我们建议在日常生活中应采用适当的方法减少油脂的摄入,比如:改善烹饪工具,如使用不粘锅、微波炉,这样可以少一些"润锅油",从而减少用油量;此外还可以改变烹调方法,少用油炸、油炒、油煎,多用清蒸、凉拌、水煮等;再就是改变烹调习惯,比如炒菜时少用油。

17. 反式脂肪酸是不是一点都不能吃

脂肪酸包括顺式和反式两类,反式脂肪酸主要有以下来源:一是来源于天然食物,如牛、羊等的肉、脂肪、乳和乳制品,植物油中也含一定量的反式脂肪酸。二是加工来源,主要是在植物油的氢化、精炼过程中产生。三是食物煎炒烹炸过程中油温过高且时间过长。

研究表明,反式脂肪酸摄入量多时会增加患动脉粥样硬化性冠心病的危险性,按照《中国居民膳食指南(2016)》的推荐,我国居民每天摄入量不宜超过 2 克。因此,少吃反式脂肪酸当然没错,但是反式脂肪酸要一丁点也不吃几乎做不到,因为牛羊制品和奶制品以及植物油中都有。

值得宽慰的是,我国的营养调查结果显示:总体来说,反式脂肪酸对我国居民总体健康风险很低,城市居民中只有极少数人摄入量超过了警戒线。但是,这部分人多数是在校学生,而且城市居民饮食结构的西化也可能增加反式脂肪酸的摄入,因此不能说高枕无忧。

在这里,给消费者介绍下控制反式脂肪酸摄入的小窍门:一是控制烹饪过程中植物油的使用量;二是购买食品时注意看好食品标签上反式脂肪酸的含量,尽量选择不含反式脂肪酸或反式脂肪酸含量低的食物;三是不要为了避免反式脂肪酸而大量摄入动物脂肪,比如天然奶油、黄油;四是避免油温过高和反复煎炒烹炸。

18. 采购植物油时,应该采购压榨法生产的,甚至去小油坊采购"土榨油"的才更健康吗

这种想法的消费者,大多有"压榨油是绿色纯天然食品,最健康;而浸出油是用化学法提炼的,有化学溶剂残留,不安全"的心理。那么,这些压榨法生产的食用油更加营养、更加安全吗?

食用油的加工工艺常见的为压榨法(即"物理压榨法")和浸出法(即"化

学浸出法")。食用油加工选用压榨还是浸出工艺,主要还是取决于油料作物的含油量。如果含油量低就不适合压榨了。比如大豆的含油量约 20%,更适合化学浸出;花生的含油量约 40%,因此一般是先压榨,然后再用浸出法提取一次。其次,为了保存花生油、芝麻油等油脂的特殊香味,一般也采取压榨法。

　　和很多人想象的不一样,其实"浸出"工艺中仅在中和游离脂肪酸时用到了化学过程,其余全部都是溶解、过滤、离心、吸附、挥发等物理过程,安全性有充分保障。相反的,小作坊标榜自己新鲜、不使用化学溶剂的"土榨油"未经精炼、杂质多,炒菜时油烟较大,容易氧化酸败,并不利于健康。更重要的是小作坊几乎没有可靠的质量控制,土榨油(尤其花生油)非常容易出现黄曲霉毒素、苯并芘等污染物超标的情况,因此并不推荐吃土榨油。

四、食物营养——
坚果和豆类

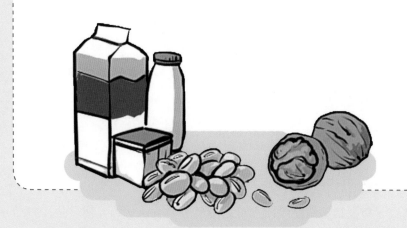

1. 吃坚果会发胖吗

　　吃坚果也会发胖,听起来让人一愣,事实上每天吃一小把坚果有益健康,中国营养学会建议每周坚果摄入量 50~70 克,相当于每人每天带壳葵花瓜子20~25 克(约一把半),或者花生 15~20 克,或者核桃 2~3 个,或者板栗 4~5个。之所以建议吃坚果,一是为了获取某些营养素,二是保持食物多样性,坚果也是一类食物。坚果营养丰富,尽管总脂肪含量高,坚果的脂肪组成没有坏处,几乎总脂肪的一半是不饱和脂肪,坚果还含有植物固醇,富含精氨酸、膳食纤维、微量营养素、钙、镁、钾,与人类健康关系密切。

　　《中国居民膳食指南(2016)》建议每周吃坚果 50~70 克,是有数量要求的,按照这个建议量,除以每周 7 天,实际一天吃的坚果还是很少的。折算坚果所含油脂以及产生的能量,是不会导致发胖的。每 100 克炒葵花瓜子提供的能量是 2 577 千焦耳(616 千卡),一天吃 10克,摄取的能量仅有 258 千焦耳(61.6 千卡)。100 克核桃提供的能量是 2 515千焦耳(601 千卡),吃 10 克核桃,摄取的能量仅有 252 千焦耳(60 千卡)。这个数字与每天推荐的摄入能量相比,仅占很小的部分。以轻体力活动成年男性为例,推荐一天摄入能量是 2 250 千卡,吃 10 克葵花瓜子和 10 克核桃所摄入的能量仅占全天能量摄入的 2.7%,可见因吃坚果提供的能量是非常小的。特别强调在《中国居民膳食指南(2016)》倡导的健康生活方式下,每天保持体力活动6 000 步以上,消耗的能量达到中等活动强度,吃 10 克左右的坚果是不会变胖的。

2. 吃坚果能降血脂吗

　　研究分析发现适量坚果摄入可以降低心血管疾病的发病风险,国外的数个队列研究显示每天摄入坚果 28 克与几乎不摄入坚果的人群比较,可以使心血管疾病的发病风险降低 28%,另外适量摄入坚果可改善血脂异常,主要是降低胆固醇和低密度脂蛋白胆固醇的水平。长期吃坚果可以改善血脂,降低某些疾病的风险。需要提醒注意上述研究是摄入较多的数量。

尽管现代的很多研究显示多不饱和脂肪酸、亚油酸、亚麻酸和维生素E具有一定的降血脂作用，然而坚果类同时也是高能量（热量）的食物，吃多了有导致能量过剩、超重肥胖的可能，也有可能导致血脂的升高。中国营养学会推荐的坚果数量，是从营养学的意义上考虑的，而不是从降血脂的角度提出的。

食物不能代替药物，普通人群需要降低血脂的话，可以通过咨询营养师或者就医，可以通过饮食控制改善血脂水平，如果已经血脂异常的话需要通过药物控制达到正常水平。虽然有研究报道坚果可以改善血脂，但不鼓励通过多吃坚果达到降血脂的目的。

3. 吃核桃补脑吗

"核桃补脑"的说法在民间流传已久，依据是核桃的形状跟人脑有形似之处。核桃很像一个微型的"大脑"，类似大脑皮层的皱褶和折叠，根据"以形补形"的推理，推测了"补脑"的功效。很多人对"核桃补脑"的说法半信半疑。当今人类对食物营养与人体健康的认识是基于科学证据基础之上的。没有科学证据的臆想未免过于天真，是不符合科学常识的。

从食物成分上看，核桃中有 15% 左右的蛋白，不到 10% 的膳食纤维以及脂肪，中国食物成分数据库里列出来的脂肪含量是58.8%。此外，核桃中还含有一些矿物质、维生素以及植物固醇等。核桃中的脂肪主要是不饱和脂肪，对健康是有好处的。而其他那些营养成分，也是人们容易缺乏的。所以说核桃是一种有益健康的食物。然而，与其他的坚果相比，核桃并没有突出的使人变聪明的成分或物质。

"补脑"本身就是一个很具争议的话题，概括来说，人类的大脑有五大方面的功能：感觉的功能、控制运动的功能、记忆的功能、情感和情绪的功能、认知的功能。人类大脑功能和聪明是一个非常复杂的过程，目前并没有可靠的科学证据证明吃了核桃能使人聪明。"以形补形"纯属简单的类比和推论，缺乏科学依据。

4. 小孩不能吃坚果吗

《中国居民膳食指南(2016)》推荐,11岁及以上的儿童青少年,每周最好要摄入50~70克的坚果。中国营养学会颁布的《中国儿童青少年零食指南(2018)》建议,儿童的零食优选水果、奶类和坚果。而经过调查发现,我们国家儿童平均每人每天的坚果摄入量还达不到这个推荐量的10%,可以说是摄入量严重不足。

坚果类零食和豆类零食一样,都是不"限制食用"的,因为坚果中富含多种维生素和矿物质,其富含的卵磷脂对儿童和青少年大脑有营养作用。因此像花生米、核桃仁、瓜子、大杏仁及松子、榛子等坚果是"可以经常食用"的零食。国内外通过流行病学调查和营养实验研究发现,常吃坚果能给身体带来很多好处。坚果中富含的营养元素对于孩子大脑发育是有利的,其中不饱和脂肪酸对于孩子的视力发育有重要影响。不同坚果在营养方面各有特长,建议家长和孩子食用坚果时,注意多样性及合理搭配。

部分消费者和家长主要是从防止出现坚果吸入气管风险考虑的,这是对于各种比较坚硬的食物都需要防范的行为,不单独针对坚果。一般而言,5岁以下的儿童,不宜吃整粒的坚果,防止坚果会呛到气管。此外,注意防止过敏,一旦有儿童出现坚果过敏的,应立即停止食用。

5. 吃瓜子等于吃油吗

"吃瓜子等于吃油,吃一把瓜子等于吃一勺油",听起来令人生畏。细心分析,瓜子的脂肪大部分是不饱和脂肪,是人体必需的脂肪酸,对于人体健康有益的。从量上来说,也绝对达不到一勺油的量,一把瓜子大约30克,去除了不能吃的外壳,只剩下15克的瓜子仁,只有7克多的总脂肪,与一勺油估计大约20毫升相差甚远。所以一把瓜子等于吃一勺油说法是明显被夸大了。

虽然瓜子和坚果的脂肪含量高,但仍不失为一种优质食材,因为所含的脂肪酸主要以不饱和脂肪酸为主,如亚油酸、二十碳五烯酸(EPA)和二十二碳六烯酸(DHA)。其中EPA具有降低胆固醇和甘油三酯的作用,有助于预防心血管疾病的发生和发展。以葵花籽为例，100克可食部分中脂肪有52.8克，其中饱和脂肪酸仅6.9克，不饱和脂肪酸43克，对人体有益的不饱和脂肪酸占81%以上。所以适量摄入有益健康。生长发育中的儿童少年，对各种营养素的需要相对比成年人还要多。适量吃些坚果，可以提供丰富的脂类、矿物质、维生素、矿物质和膳食纤维。

6. 男人不能喝豆浆吗

"男人不能喝豆浆"的理由是豆浆含雌激素，男人喝了会出现女性化，更厉害的说法称男人喝豆浆精子数量会减少，听起来似乎有理有据，实际是危言耸听。

事实上，男人喝豆浆不会出现女性化，豆浆中的植物激素主要来自于大豆中的异黄酮，实际含量低、活力低。国内某重点实验室于2011年对日常生活中常见的11类豆类食品，共计51个样品进行测定发现，豆浆中大豆异黄酮的含量小于100微克／毫升，喝一杯200毫升的豆浆摄入大豆异黄酮才不过20毫克，而且大豆异黄酮只是分子结构上类似人体的性激素，这个剂量水平不可能使男性出现女性化的影响。因此男性喝豆浆并不会改变体内的雌激素含量，不可能影响男性性征、使男人女性化。事实上我国男性相当多的人长期喝豆浆，至今没有报道因喝豆浆引起女性化。

豆浆含有丰富的植物蛋白和磷脂，含有铁、钙等矿物质，尤其是其所含的钙，非常适合于各种人群，包括老人、成年人、青少年、儿童等。《中国食物成分表(第六版)》记载，每百克豆浆含蛋白质3.0克、脂肪1.6克、碳水化合物1.2克、磷42毫克、钙5毫克、铁0.4毫克和锌0.28毫克，以及维生素、核黄素等，对补充营养增强体质大有好处。研究发现适量喝豆浆、吃豆制品有利于预防前列腺癌等多种疾病。

7. 豆浆与鸡蛋不能同时吃吗

提出豆浆与鸡蛋不能同时吃的理由，说是豆浆中含有一种胰蛋白酶抑制剂，抑制了肠道中胰蛋白酶活性，从而影响鸡蛋中的蛋白质消化吸收，降低其营养价值。听起来很"科学"，很有迷惑性，但实际上，这是对营养知识一知半解造成的误区。大豆(包括黄豆和黑豆)确实含有胰蛋白酶，它可以抑制人体胰蛋白酶的活性,从而影响蛋白质的消化吸收。但胰蛋白酶抑制剂遇热不稳定,加工成豆浆过程中,经煮沸加热 6 分钟即可被破坏,所以熟豆浆已经不含胰蛋白酶抑制剂了。

其实从营养和健康角度看,豆浆不仅可以和鸡蛋一起吃,还是不错的搭配,营养上可以取长补短,相得益彰。豆浆蛋白质虽属于优质蛋白,但不足之处是蛋氨酸含量较少,而鸡蛋中蛋氨酸含量高,如果一起食用,鸡蛋中丰富的蛋氨酸可以弥补大豆中的蛋氨酸不足,从而提高整体蛋白质的营养价值。所谓的"相克"是完全没有道理的。

需要注意无论是否和鸡蛋搭配,豆浆都需要充分煮熟煮透,否则影响蛋白质的消化吸收还是小事,严重的可能会引起中毒。

9. 豆腐和蜂蜜不能同时吃吗

有传言这两种食物相克。蜂蜜含多种酶类,豆腐中含有多种矿物质、植物蛋白及有机酸,两者混食会出现不利的生化反应。故食豆腐后,不宜食蜂蜜,更不宜同食。蜂蜜甘凉润肠,豆腐也是味甘性寒,两者同时吃就会引起腹泻。

首先,豆腐是家常菜肴的原料,一般是做菜用的,需要使用的调味料一般不包括蜂蜜,同吃的机会非常少,以讹传讹,目前尚没有报道蜂蜜与豆腐同吃后出现不良反应的。其次,蜂蜜的酶和豆腐中矿物质是相对稳定的,两者发生化学反应的说法没有科学依据。

食物相克说法缺乏科学依据,迄今也没有看到在现实生活中真正由于食物相克导致的食物中毒案例及相关报道,社会上所谓食物相克的理由,大多是主观臆想加推测。我国营养学专家郑集教授在 20 世纪 30 年代对所谓食物相克的食物,如大葱＋蜂蜜等,用动物实验和人体试食试验,结果均没有观察到任何异常反应。2008 年,中国营养学会联合兰州大学对 100 名健康人进行所谓相克食物试食试验,连续观察一周,均未发现任何异常反应。2009 年,中国营养学会联合哈尔滨医科大学进行人体试验,试食多组所谓相克的食物,结果没有发现不良反应和致毒情况,诸多研究进一步表明,"食物相克"说法是缺乏科学依据的,不成立的。

9. 吃豆制品会得乳腺癌吗

豆制品含有大豆异黄酮,后者是大豆生长过程中形成的次生代谢产物,属于天然黄酮类物质,具有弱雌激素活性,称之为植物雌激素,误传女性吃豆制品会提高乳腺癌的患病概率。

大豆异黄酮是很好的植物化学物质,美国食品药品监督管理局(food and drug administration,FDA)于 1998 年批准为一般认为安全(GRAS)安全物质名单;1990 年美国国家癌症研究中心肯定了大豆异黄酮为有效的天然抗癌物质,作用是防治乳腺癌和前列腺癌。中国也已经批准多个含大豆异黄酮的保健食品。

大豆异黄酮具有雌激素双向调节作用、维持骨代谢平衡和抗突变的作用。大豆异黄酮的结构和人体内雌激素结构类似,故具有很弱的雌性激素活性,相当于内源性雌激素雌二醇的 $1/100\ 000 \sim 1/1\ 000$。大豆异黄酮的突出表现是双向调节作用,当人体内雌激素不足的时候,它的结合可以起到补充雌激素的作用;而当体内雌激素水平过高时,它又因为阻止了雌激素的结合,而起到抑制的作用,相当于降低了雌激素的水平。

研究表明大豆异黄酮可抑制乳腺癌、前列腺癌和大肠癌的发生。流行病学研究表明,由于亚洲人群膳食中含有更多的大豆及其制品,其血管疾病、乳腺癌、前列腺癌和结肠癌的发病率低于美国人和西欧人。还有研究表明大豆异黄酮可降低绝经期和绝经后亚洲妇女患乳腺的风险。可见,食用豆制品不会因此患上乳腺癌,反而可以降低乳腺癌发生风险,是乳腺癌发生的保护性因素,研究发现吃中等量的大豆食品不会增加乳腺癌的风险,而且与那些吃较少量豆制品的人相比,吃大豆制品的女性的乳腺癌风险降低了 25%。此外,发表在世界权威医学杂志《癌症》(Cancer)文章《国际乳房健康和癌症指南》列举了世界各国一些预防乳腺癌的方法,其中预防乳腺癌的饮食方法之一就是要适量吃大豆及其制品。

五、食物营养——饮水

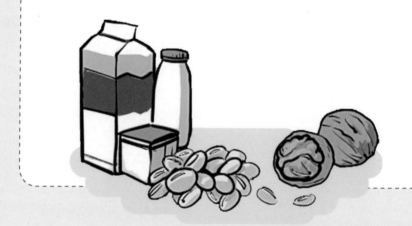

1. 水的种类有哪些

水根据其自身的硬度首先分为软水和硬水两种。水的硬度是指溶解在水中的盐类物质的含量,也就是钙盐与镁盐的含量,硬度单位是毫克/升。低于 142 毫克/升的水称为软水,高于 285 毫克/升的水称为硬水,介于 142~285 毫克/升之间的称为中度硬水。雨、雪水都是软水,江水、河水、湖水属于中度硬水;泉水、深井水、海水等都是硬水。

硬水通常对健康并不造成直接危害,但硬水中由于含有比较多的钙盐,因此,我们用来烧水的壶,特别容易出现水垢,水垢的沉淀主要是碳酸盐类,还有镁盐类,这样的盐类进到肠道里面如果部分被分解,还会成为部分人的常量元素;如果不能溶解和分解的话,会随粪便排出体外,不会对身体有特别的影响。

饮用水按其来源分类包括干净的天然泉水、井水、河水和湖水,也包括经过处理的矿泉水、纯净水等。加工过的饮用水有瓶装水、桶装水和管道直饮水。

自来水在中国内地一般不被用来直接饮用,但在世界某些地区由于采用了较高的质量管理标准而直接饮用。一般将经过煮沸的饮用水称作开水。

2. 什么叫安全饮用水

安全饮用水是指水质符合国家标准的无毒无害的生活饮用水,人们正常饮该类水,并用于生活中的洗漱、沐浴等个人卫生用水可终生保障饮用者的身体健康和生活质量。"安全饮用水"是国际上通用的提法,我国有些地方称"干净水""放心水",是"安全饮用水"的通俗提法。

安全饮用水可正常发挥水在人体内的生理功能;彻底预防水中化学、物理、生物因素引起的各种急性、亚急性或慢性危害和疾病;安全饮用水是民众健康的有效保障。

世界卫生组织(WHO)把安全饮用水卫生列为其经常性工作内容之一,在其一系列技术文件中,提出了安全饮用水水质准则,指导各成员国制订和修改国家安全饮用水水质标准。

3. 什么叫科学饮用水

科学饮水是指人们饮水的水质要符合安全饮用水标准,水量的摄入和排出要讲究动态平衡,饮水的方式要科学合理,并能根据实际情况创造条件,使饮水始终符合上述要求。

　　科学饮水可使水在人体内的生理功能发挥和保持最佳状态,不但预防了污染水引起的各种疾病,还预防了由于失水平衡对健康的不利影响。中国营养学会修订后的《中国居民膳食指南(2016)》再次把"在温和气候条件下生活的轻体力活动的成年人每天饮水量1 500~1 700毫升"和"每天足量饮水"列入其中,作为预防某些慢性病的干预措施之一。科学饮水是公众防病保健的最佳选择。

4. 市场上的饮用水有哪些

　　目前,我国居民的饮用水主要分为两类:一是含矿物质水,包括自来水、饮用净水、饮用天然水、饮用天然矿泉水和人工矿化水等;二是不含矿物质水,包括纯净水(即饮用纯水)、蒸馏水等。

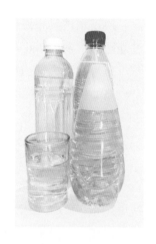

　　(1)自来水:直接取自天然水源(地表水、地下水),经过一系列处理工艺净化消毒后通过管道再输入到千家万户。符合《生活饮用水卫生标准》(GB5749—2006)的为安全饮用水,是天然水的一种,含有天然饮水中的有益矿物质,是符合人体生理功能需要的水。也是目前国内最普遍的生活饮用水。

　　(2)饮用净水:以符合生活饮用水卫生标准的自来水或水源水为原水,经再净化后可供用户直接饮用,符合《饮用净水水质标准》(CJ94—2005)的为优质安全饮用水,常见的有管道直饮水和包装饮用水。

　　(3)饮用天然水:根据国际瓶装水协会(IBWA)的定义,是指瓶装的,只需最小限度处理的地表水或地下形成的泉水、井水,不是从市政系统或者公用供水系统引出的,除了有限的处理外不加改变(例如过滤、臭氧或者等同的处理)。它既去除了原水中极少的杂质和有害物质,又保存了原水中天然的营养成分和对人体有益的矿物质和微量元素。其水质应符合由企业或行业制定并经政府主管部门批准发布优于饮用净水的企业标准或行业标准。

　　(4)饮用天然矿泉水:是从地下深处自然涌出的或经钻井采集的,在一定区域未受污染并采取预防措施避免污染的,含有一定量的矿物质、微量元素或其他成分。我国强制性国家标准《饮用天然矿泉水》(GB8537—2008)中,写明了要有锂、锶、锌、碘化物、偏硅酸等8种成分的其中一种达到一定含量以上,才能叫做矿泉水。

(5) 饮用矿物质水:以符合《生活饮用水卫生标准》(GB5749—2006)的水为水源,采用适当的加工方法,有目的地加入一定量的矿物质而制成的产品。其水质应符合企业制定并经政府主管部门批准的企业标准。

(6) 饮用纯净水和蒸馏水:两者的本质相似,一般以城市自来水为水源,通过反渗透膜处理和蒸馏方法去除水中的一些有害组分,同时也去除了钾、钙、镁、铁、锌等人体所需的矿物元素。其水质应符合《食品安全国家标准 包装饮用水》(GB19298—2014)。

5. 喝什么水更有利于健康

《中国居民膳食指南(2016)》推荐:"足量饮水,成年人每天7~8杯(1 500~1 700ml),提倡饮用白开水和茶水;不喝或少喝含糖饮料"。

我国对自来水质量有严格的要求,《生活饮用水卫生标准》(GB5749—2006) 对饮用水的水质共规定了106项指标,达到国际先进的水质标准。从科学角度讲,白开水是最符合人体需要的饮用水,具有很多优点:①自来水煮沸后,既洁净、无微生物污染,又能使过高硬度的水质得到改善,还能保持原水中某些矿物质不受损失;②制取简单,经济实惠,用之方便;③习惯喝白开水的人,体内脱氢酶活性高,肌肉内乳酸堆积少,不容易产生疲劳。

6. 饮水水质是越纯越好吗

纯水与蒸馏水起始是在工业和医疗生物领域或实验室应用。由于水的污染,包括自来水二次污染问题日益严重及广大消费者饮水防污染意识的加强,纯水开始以小瓶包装的形式进入饮水市场,现行的国家标准《饮料通则》(GB/T10789—2015)中饮用纯净水定义为:以符合GB5749的水为水源,采用反渗透、蒸馏等加工方法,去除水中的矿物质等制成的制品。随着家庭微型净水处理机和饮水机的普及,桶装纯净水作为大众饮用水进入千家万户。

纯净水以瓶装作为软饮料,因纯净水在去除水中有害物质的同时,也去除了其中的营养物质,不能及时补充人体内流失的电解质,反而还会稀释体内的浓缩电解质,使体内电解质失去动态平衡。水质的软化处理会减少水中的微量元素,同时经过离子交换作用增加钠离子,进而干扰体内细胞之间水分的传输和分配,使重要器官的功能受到影响,从而降低人体的免疫力,容易产生疾病。所以不宜作为长期日常饮用,可以偶尔喝,也可以和含矿物质的饮用水交替喝,尤其对于儿童、老人、孕妇、哺乳期妇女、运动员、飞行员和高温作业人员等特殊群体更是如此。

2005 年,WHO 在水中矿物质营养报告中明确提出:水中必须含有矿物质元素,不仅要含矿物质元素,还要含阴离子。20 世纪 90 年代末,上海市教委下发给中小学校的一份文件,引述了上海市科委和上海市卫生局的一项论证结果,明确提出在中小学校中不宜推广饮用纯水。

我国安徽以及杭州的相关部门也指出,长期饮用纯净水可能会使人体某些矿物质或微量元素摄入不足,会对心血管健康造成危害,对正处于生长发育期的中小学生影响更大,禁止学校为学生提供纯净水作饮用水。

近几年,随着科学饮水的普及和消费者消费的理性化,人们逐渐认识到长期饮用纯净水对人体健康会带来一些负面作用,因而纯净水的市场增长率逐渐减慢。

7. 使用含氯剂消毒自来水中有致癌物

为控制微生物污染,最有效的手段就是对饮用水进行消毒。目前液氯消毒是我国应用最为广泛的消毒方式。如果原水里含有一些腐殖质或非腐殖质等的有机前体物,在加入液氯以后可能会生成卤代烃、卤乙酸等消毒副产物,这在 20 世纪 70 年代已得到证明。但只要控制加氯量,再采用一些前处理方法去除有机前体物,就可以把消毒副产物控制在一定浓度范围内。《生活饮用水卫生标准》对主要消毒副产物有明确的限制要求;在消毒剂使用过程中既要保证能够有效杀灭微生物,同时也要把所产生的消毒副产物控制在安全范围之内。只要是合格的饮用水,就是安全健康的。我们自来水当中的余氯是很低的,对安全性的影响可以忽略不计。但有的人有点敏感,因为它有点味儿,但是只要放一会儿它就自然挥发,烧开过程当中就没有了。

经研究发现:烧开的自来水冷却到 25~30℃时,氯含量最少,水的表面张力、密度、黏滞度等都会发生变化,水的生物活性也有所增加,容易透过细胞膜促进机体新陈代谢,增进免疫功能,提高机体抗病能力。

8. 用纯净水烹饪食物更健康吗

经调查发现使用纯净水烹饪食物,会造成食物(蔬菜、肉类、谷物)中各种必需元素大量流失,其中钙、镁的损失达60%,而其他一些微量元素的损失甚至更高(如:铜为66%,锰为70%,钴为86%)。与之相反,使用硬水烹饪时这些元素的损失较少,有时甚至会出现烹饪食物中钙含量增加的情况。

因为人体的多数营养是通过食物摄取的,所以使用纯水烹饪和加工食物会造成某些必需元素的摄入量严重不足。目前,许多人的食物通常不能充分提供各种必需营养素,因此在食物加工和烹饪过程中造成必需营养素损失的任何因素对机体都是有害的。

9. 饮用硬水对人体有害吗

有的地方自来水烧开后有水垢,其实就是钙镁离子含量比较高,也就是我们通常所说的硬水。以前人们认为,硬度高的水会导致结石,如肾结石、尿路结石。但现代医学证明,水硬度高对人体没有危害,不会产生结石问题。50多年来,在英国、美国、加拿大和斯堪的纳维亚等地区大量的流行病学研究表明,在许多社区某些类型的心血管疾病的死亡率与所供的水的硬度成反比。我国专家调查发现在饮用水中,镁离子的含量,每增高6毫克/升,就会使先天性心脏病降低10%;当饮用水中镁离子>9.8毫克/升时,也可以使男女急性心肌梗死发病率下降19%和25%。再如某城市的自来水里面的钙含量达52.5毫克/升,如果这样的水我们每天喝2升,可以从水中获取105毫克的钙。相当于100毫升牛奶给我们补充(钙)的量,且从水中甚至会得到更多。

另外,水中的钙和镁具有抗毒活性。它们能通过直接与毒素反应生成不能被人体吸收的复合物或通过与毒素竞争结合点位,防止肠道中铅、镉等有害金属被血液吸收。虽然这种保护效应是有限的,但却不可忽视,否则其受到有害物质负面影响的风险更高。

10. 喝含糖饮料真的能替代饮水吗

饮料多种多样,需要合理选择,如乳饮料和纯果汁饮料含有一定量的营养素和有益膳食成分。适量饮用可以作为膳食的补充。多数饮料都含有一定量的糖,有些饮料添加了一定的矿物质和维生素,适合热天户外活动和运动后饮用。有些饮料只含糖和香精香料,营养价值不高。

(1)一瓶饮料中含有的糖分:网络上有这样一个有趣的实验:美国一位摄影师将各种饮料制作成棒棒糖,向人们直观展示饮料内的糖分真面目。记者从超市里购买了一些常见的碳酸、果汁、奶茶和茶类含糖饮料,在自家厨房里,将火苗调至中火,时间过去了 7 分钟,刚开始的半锅可乐已经少了一大半。整个厨房也弥漫着可乐的香味儿。又过去了 5 分钟,我们发现锅里的可乐开始冒泡泡,浓度也越来越黏稠。最后,把熬好的可乐糖浆倒进了制作棒棒糖的容器里。冰糖雪梨熬出了 4 根棒棒糖,可口可乐和冰红茶都是熬制出 3 根棒棒糖,橙汁熬制出 1 根棒棒糖,奶茶熬出的棒棒糖不到 1 根。在对这些棒棒糖进行简单称重之后,我们发现,熬出的棒棒糖每根的重量大约是 15 克左右,这样换算下来,人体饮用了一小瓶可乐,就相当于摄入了 45 克左右的添加糖。

(2)用喝含糖饮料的方式替代饮水对身体的影响:含糖饮料是添加糖的主要来源,在最新出版的《中国居民膳食指南(2016)》中,对添加糖是这样建议的:"每人每天摄入量不要超过 50 克,最好控制在 25 克以下。"长期饮用含糖饮料,则可能引起一些健康问题,在不经意间会使糖的摄入量大大增加,体内能量过剩造成青少年肥胖、非特异性腹泻、儿童多动症等。另外,饮后如不及时漱口刷牙,残留在口腔内的糖会在细菌作用下产生酸性物质,损害牙齿健康。英国有关研究指出,一个孩子如果每天多喝一听软饮料,肥胖症的概率就会增加 60%。还发现充气饮料中的酸性物质可致儿童牙齿受损,还容易让人产生对高甜度口味的依赖,并形成不太健康的饮食习惯,对生长发育和身体健康不利。

长期喝饮料还会造成人体长期生理脱水状态,使人体免疫功能降低,影响正常的新陈代谢。首先是因为饮料中往往加入很多的营养性物质和非营养性物质,也包括色素、防腐剂、咖啡因等一些化学添加剂,身体要将这些化学添加剂、糖分等分解,需要大量水分。其次是因为糖水的浓度较高,而水有"低浓度向高浓度侧反渗的作用",当喝下糖水后,体液中的水向糖水渗透,排出体外,即尿量增加,机体失水,因此,喝含糖饮料时实际上是增加了水的需求量,造成

"越喝糖水越渴",进一步造成身体的脱水。

因此我们不推荐儿童和青少年饮用含糖饮料,提倡喝白开水来代替含糖饮料。

11. 水中矿物质含量越高越好是吗

目前有大约 21 种矿物元素被确定或认为可能是人体所必需,包括 4 种具有生理功能的阴离子或阴离子团(氯、磷、钼、氟);8 种具有生理功能的简单阳离子(钙、镁、钠、钾、铁、铜、锌、锰),它们通过完整蛋白质或各种小型有机分子螯合;两种非金属离子碘和硒是代谢过程中形成的共价化合物 [例如碘化甲(状)腺氨酸,硒代半胱氨酸的组分];5 种附加元素的离子(硼、铬、镍、硅和钒),其营养意义仍需要进一步研究。因此,14 种矿物元素对于人体健康是必要的;这些元素以组合形式影响骨骼和膜结构(钙、磷、镁、氟)、水和电解液平衡(钠、钾、氯)、新陈代谢催化作用(锌、铜、硒、镁、锰、钼)、氧结合(铁)和激素的功能(碘、铬)。饮用水中摄入比例最大的微量营养素是钙和镁,可以达每天摄入量的 20%,其他大部分元素,饮水中的提供量不到总摄入量的 5%。

当前许多人把矿泉水作为日常生活的饮用水。但是有些人却片面强调水中矿物质含量,认为矿物质含量越高越好。矿物质的总含量通常是指溶解性总固体(TDS)。但是并不是越高越好。高了的话就变成苦咸水了,而且 TDS 是一个总量,我们更关心的是其中的部分离子,如:氟对儿童的牙釉质发育以及终生骨基质发挥着作用,在美国各地饮用水中添加氟化物,是降低龋齿发病率的一个环节,氟化物浓度在 0.5~1.0 毫克 / 升的水的消耗量下没有任何不利影响。然而,印度和中国有明确证据证明长期过量暴露于氟化物中(每天氟总摄入量 14 毫克)会导致氟骨症和骨折危险性增加,还有证据表明氟总摄入量超过大约 6 毫克 / 天时对骨骼的影响危险性增加。水中的钠浓度升高可引起婴儿配方奶中钠浓度较高,会导致婴儿血压升高;因此水中的矿物质必须在合理范围,不是越高越好。

12. 弱碱性水更有利于健康吗

pH 是表示水的酸碱度的指标。人们把水中氢离子的负对数值作为溶液酸碱性的指标,pH=-Log(H$^+$)。在中性溶液中,氢离子数量与氢氧根离子数量相等,这时 pH 等于 7;pH 大于 7 越多,则碱性越强;小于 7 越多,则酸性越强。一般把 pH 大于 7、小于 8 的水称为弱碱性水。

WHO《饮用水水质准则》,从 pH 对人群健康安全的角度研究和阐明了水中 pH 对人体的影响。认为人体接触极端的 pH 会刺激眼睛、皮肤和黏膜。pH 大于 11,刺激眼睛和加剧皮肤损伤,pH10~12.5 的溶液会引起毛发纤维膨胀,敏感的人还会有胃肠道刺激。接触低 pH 的溶液也会有同样的影响。pH 低于 4.0,眼睛受刺激而发红,随 pH 降低会更加严重。pH 低于 2.5,大量上皮细胞受损无法复原。由于饮用水中 pH 一般不会出现上述大于 10、小于 4 的极端现象,所以,WHO 认为饮用水的 pH 对饮用者健康没有直接影响。

pH 作为最重要的水质运行参数之一,主要影响饮用水输水管道腐蚀的程度和消毒效率,会引起管道腐蚀后释放出的污染物污染饮用水,以及出现异味、异嗅和不良外观,所以 pH 也间接影响人体健康。为确保安全的水质净化和消毒,在水处理的每个阶段应注意控制 pH;为确保氯的消毒效率,pH 最好低于 8;为使输水干线和家庭管道的腐蚀降低到最低,应根据不同的水源成分和输水管网的材料变化,调节 pH,最适宜的 pH 范围介于 6.5~9.5。这个值是根据保护输水管网的角度提出的,鉴于 pH 对饮用者健康没有直接影响,WHO 没有提出饮用水 pH 的健康基准值。

很多学者认为,WHO 资料已表明饮用水 pH 大于 4、小于 10 不会对人体健康造成直接影响,欧盟水质标准特地注明,瓶(桶)装水 pH 大于 4.5 即是安全的;我国饮用纯净水规定 pH 为 5.0~7.0;国内外未见有足够的流行病学证据来证明弱酸性饮用水对人体健康产生危害。

目前,弱碱性饮水对健康有益的流行病学资料尚不充分,中国台湾师范大学化学系教授吴家诚直截了当的指出:就算饮水的 pH 是碱性,它经过胃时,也不会再保持碱性了,因为胃液的 pH 是 2,喝碱性水有益健康是没有道理的。酸性水可以美容,碱性水可以健康,这个说法也是没有依据的,水的 pH 变化对人体不会有任何的影响。偏弱碱性的水也不一定全都是天然的好水。比如我们人工在纯净水里添加一些矿物盐成分,水的酸碱度就会改变,但本质上,纯净水的基本特点并没有改变。所以,水的好坏不能简单用酸碱度来考量,而是一个多项综合指标,比如硬度、溶解性总固体(TDS)含量等。

13. 运动出汗后要立即大量饮水吗

喝水少了不行,但过量饮水也会引起中毒,对于这一观点人们可能会感到陌生,其实早在20世纪30年代美国就已报告因大量饮水引起水中毒的病例。水约占人体体重的60%~70%,且在体内相对稳定。人体细胞的细胞膜是半透膜,水可以自由渗透,如果短时间饮水过量,血液和间质液渗透压降低,水会渗透到细胞内,使细胞肿胀而发生水中毒。其中尤以脑细胞反应最快,一旦脑细胞水肿,颅内的压力就会增高,导致头昏脑涨、头痛、呕吐、乏力、视力模糊、嗜睡、呼吸减慢、心律减速,严重时则产生昏迷、抽搐甚至危及生命。发生水中毒时,血液中水分过多,血液中的氯化钠浓度下降,出现稀释性低血钠,患者会出现全身肌肉疼痛和痉挛的症状。

另外,如果一次喝的水太多,还会加重胃肠负担,胃里突然进了大量的水,一下子把胃液冲淡了,既降低了胃酸的杀菌作用,又妨碍对食物的消化。

中国香港每年都会发生因饮水过度而出现水中毒的病例,曾有一名16岁少女为美容,一天喝20升蒸馏水,最后因饮水过多而中毒昏迷入院。

武汉曾报道广州军区武汉总医院每年夏天都会收治“水中毒”患者。南京市体育研究所也曾处理过一例水中毒病例:某学校男生在踢完足球因口渴不停地喝纯净水,当喝了10多瓶后,突然出现双下肢抽搐、呕吐、全身乏力、视力模糊,被急送医院,经医生详细检查,诊断其为“水中毒”。上述案例提醒我们,饮水的量和方式一定要科学合理。

“口渴不急饮”是一句谚语。口渴时首先少喝几口水,润润喉咙,停一会儿再喝,采用“少量多次”的饮法,对身体健康是有好处的。运动后切忌狂饮,有些人在剧烈运动后,喜欢开怀狂饮,这是绝对不可行的。

14. 自来水不能直接喝吗

近几年,我国民众出国旅游与国外交往也越来越多,看到美国、日本等发达国家居民打开自来水龙头就能直接喝水,回国后他们就问:我国的自来水能直接饮用吗?

喝符合标准的常温自来水不等于喝生水。自来水是将地表水或地下水经过净化、消毒处理成符合国家标准的安全饮用水。自来水在常年各项指标符合标准的情况下是可以直接饮用的。也就是说,饮用者如果有把握判断所在地（家、办公室、宾馆等）水龙头放出的自来水水质所有项目始终全部符合我国国家标准《生活饮用水卫生标准》（GB5749—2006），则可放心地直接饮用自来水。但是，鉴于我国目前仍有小部分地区使用超过Ⅲ类标准的水源水，一些地区的自来水厂水处理工艺落后，对去除微生物效果较好，但不能有效去除新的有机污染物；还有部分地区输水管网陈旧，渗漏率高，供水期时有停电现象，高层水箱、蓄水池清洗消毒不力等，还是存在饮用水安全隐患。如果饮用者自来水用水点符合上述一种以上的情况，即所在地用水点的自来水没有把握完全符合国家标准的情况下，则不提倡自来水直接饮用。

生水是指未经净化、过滤、消毒处理过的水，如江、河、湖水以及溪水、井水、水库水、沟塘水等。生水中会不同程度地含有各种对人体有害的病原微生物及人兽共患的寄生虫，也会不同程度地含有来自工业、农业、生活废水的化学污染物。直接饮用可能会由水中的病原微生物引起伤寒、痢疾和寄生虫感染等介水肠道传染病，也可能会由化学污染物引起急性、亚急性、慢性危害和疾病。

鉴于上述情况，各国都向民众宣传不要喝生水。WHO 把"不喝生水"作为全球预防介水肠道传染病的重要措施之一。

15. 饮用水中的化学致癌物会对人体致癌吗

饮用水中化学致癌物是民众最关心的安全饮用水的热点问题之一。现实中对饮用水中化学致癌物存在不少认识上的误区和行为上的误区，客观科学地认识饮用水中的化学致癌物，不但有助于饮用水安全保障工作的开展，也有助于社会的安定和谐。

据 WHO 报道，现查明全世界水体中可检出微量有毒有害化学物质2 221 种，其中饮用水中检出有机污染物 765 种，经鉴定，确认其中 20 种为致癌物，23 种为可疑致癌物，56 种为致突变物，18 种为促癌剂。WHO 和世界各国非常重视水中致癌物并进行了全面深入的研究，包括已列入 WHO 饮用水水质准则和世界各国标准的致癌物，也包括水中微量、很少检出或可能会检出的具潜在致癌危害的污染物，WHO 还对其中一些化学物质制定水质准则值，以指导世界各国水质标准的制修订。

国际国内采用水中优先控制污染物等办法，采取一系列行政、技术手段禁止和控制化学致癌物质排入水中，并采用治理污染源、改进水处理工艺等，尽可能减少该类污染物在饮用水中的种类和浓度。但按照科学本身的规律，人类从经济上、技术上无法做到在饮用水中绝对检不出化学致癌物。应对饮用水中化学致癌物的另一重要手段是制定饮用水水质标准，依据饮用水保证人群终生安全的原则，确保饮用者终生安全。根据WHO定义：所谓"终生"是指以人均寿命70岁为基数，以每天摄入2升水计算，所谓"安全"是指终生饮用不会对人体健康产生危害。

我国国家标准《生活饮用水卫生标准》(GB5749—2006)依据上述原则，规定了106项水质指标限值（又称水质标准值），就饮用水中化学致癌物而言，饮用水中检出化学致癌物的浓度在该水质指标限值内（或称在水质标准值内），饮用者70年，每天饮该类水2升，对饮用者健康不会产生危害，终生安全。

按WHO的解释，饮用者的致癌风险是：70年终生饮用，每10万人约增加1个病例，相当于700万人每年增加1个病例，风险极小（发生概率≤1/10万即为零风险）。饮用水中化学致癌物浓度在水质标准值内对人终生安全。

16. 碳酸饮料可口有营养应多喝吗

(1) 碳酸饮料真有营养吗？

碳酸饮料(汽水)类产品是指在一定条件下充入二氧化碳气的饮料，也叫含糖饮料或软饮料，包括碳酸饮料、充气运动饮料等具体品种，不包括由发酵法自身产生二氧化碳的饮料。成品中二氧化碳的含量(20℃时体积倍数)不低于2.0倍。碳酸饮料主要成分为糖、色素、甜味剂、酸味剂、香料及碳酸水等，除糖类能给机体补充能量外一般不含维生素，也不含矿物质。碳酸饮料(汽水)可分为果汁型、果味型、可乐型、低能量型、其他型等，其中果汁型碳酸饮料指含有2.5%及以上的天然果汁；果味型碳酸饮料指以香料为主要赋香剂，果汁含量低于2.5%；可乐型碳酸饮料指含有可乐果、白柠檬、月桂、焦糖色素的饮料；其他型碳酸饮料：乳蛋白碳酸饮料、冰激凌汽水等。因其口味时尚，

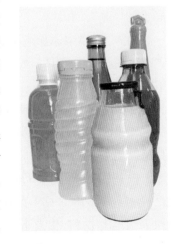

深受"年轻一族"和孩子们的喜爱,免不了会多喝。

碳酸饮料因含有二氧化碳,能起到杀菌、抑菌的作用,还能通过蒸发带走体内能量,起到降温作用。但是,靠喝碳酸饮料解渴是不正确的。碳酸饮料中含有大量的色素、添加剂、防腐剂等物质,这些成分在体内代谢时反而需要大量水分,而且可乐中含有的咖啡因也有利尿作用,促进水分排出,所以碳酸饮料会越喝越渴。另外,大多数人外出旅行时饮食都不太规律,如果再喝很多碳酸饮料就会使人体消化功能受到影响,碳酸饮料释放大量的二氧化碳本身很容易引起腹胀,在抑制饮料中细菌的同时,也对人体内的有益菌产生抑制作用,更容易引起腹胀,影响食欲,甚至造成肠胃功能紊乱。此外,碳酸饮料一般含有约 10% 左右的糖分,一小瓶能量就达到近两百千卡(1 千卡 =4.184 千焦),容易使人发胖。对于旅行中的人来说,其中的糖分虽然可以补充一定的能量,但也会给肾脏带来很大负担,非但不能提神,反倒容易造成疲劳、嗜睡等不良反应。

可乐饮料中大都含有磷酸,大量磷酸的摄入会影响钙的吸收,引起钙、磷比例失调。有研究发现,经常大量喝碳酸饮料的青少年,发生骨折的危险性是不喝碳酸饮料的 3 倍。碳酸饮料因含糖,也是青少年发生龋齿的重要原因之一。如果每天喝 4 杯以上的碳酸饮料,12 岁和 14 岁这两个年龄段孩子齿质腐损的可能性将分别增加 25.2% 和 51.3%。

钙是结石的主要成分。在饮用了过多含咖啡因的碳酸饮料后,小便中的钙含量便大幅度增加,使他们更容易产生结石。如果服用的咖啡因更多,那么危险就更大。人体内镁和枸橼酸盐原本是可以帮助人预防肾结石的形成,可是饮用了含咖啡因的饮料后,将这些也排出体外,使得患结石病的危险大大提高了。

此外,饮料中添加碳酸、乳酸、枸橼酸等酸性物质较多,咖啡因和碳酸氢钠都可消耗体内的 B 族维生素,导致 B 族维生素缺乏,让人容易疲劳,免疫力下降。

(2) 碳酸饮料和儿童肥胖没有关系?

一罐 350ml 的含糖碳酸饮料所含有的能量为 150 千卡,相当于 40~50 克糖。目前含糖饮料的摄入与肥胖的关系已经受到国内外学者的广泛关注。在美国,每天有 64% 的 2~19 岁儿童青少年饮用含糖饮料;在澳大利亚,有 46.7% 的 2~18 岁的儿童青少年饮用含糖饮料,青少年平均每天饮用 217ml 含糖饮料,相当于总能量摄入量的 5.5%。在我国,数据显示 65.3%

儿童每天至少摄入一次含糖饮料,9.5%的儿童每天摄入一次或多次含糖饮料。经研究在儿童和青少年中,含糖饮料的摄入与超重、肥胖呈正相关,含糖饮料的消费量与超重、肥胖趋势平行上升,每天喝1听含糖饮料,发生肥胖的风险就会增加1.6倍。如果1个青少年平均每天喝1听含糖饮料,1年后将比不喝含糖饮料的青少年重6.4千克。

(3) 含糖饮料不会引起青少年患多动症?

奥斯陆大学研究人员对5 000多名挪威15~16岁的青少年进行调查发现,含糖饮料与患多动症之间有明确和直接的关系,而且与其他精神和行为障碍也有复杂的联系。在调查中,研究人员询问了这些学生每天喝多少含糖饮料,然后提出一些问题,来评估他们的脑健康状况。结果发现,那些经常不吃早餐和午餐的学生,喝含糖饮料最多。在《美国公共卫生杂志》发表的报告说:"在奥斯陆的10年级学生中,喝含糖饮料与精神健康问题的联系非常明显。"报告还说:"即使考虑到社会、行为和食品等相关因素,这种关系还是很清楚。"

大多数参加调查的学生说,他们每周会喝1~6瓶饮料。研究人员说,那些完全不喝软饮料的学生,出现精神方面症状的可能性比喝适度饮料的学生要大,但那些每周喝超过6瓶饮料的学生,发生问题的概率最高。就多动症来说,跟喝含糖饮料有着直线性关系,喝饮料越多,出现多动症的也越多。

17. 喝饮料会致癌吗

(1) 凡是有食品添加剂的饮料都会致癌?

食品添加剂是指为改善食品品质和色、香、味以及防腐和加工工艺的需要,加入到食品中的化学合成或天然物质。如此讲,食品添加剂是有利于食品中营养素的保存,提高食品中营养素的消化、吸收和利用。我们日常吃的豆腐就是使用添加剂点化而成的。而且,食品添加剂是经过严格的食品安全性毒理学评价,再经过食品安全专家的审查,经国家卫生健康委员会批准后,才能按照规定使用范围、使用量进行添加。这样的食品添加剂,食用是安全的。按照规定规范使用食品添加剂的饮料不会致癌。然而,如果违法使用未经允许添加的化学物质,称为非法添加物质,如添加的苏丹红、吊白块等,可能导致机体受损。所以说,规范使用食品添加剂的食品是安全的,而滥用化学添加剂或违规使用化学添加剂才会导致危害健康。

网上曾经传言像阿斯巴甜这样低能量的甜味剂会导致癌变,对人体健康产生威胁。但据美国国家癌症研究所称,美国糖尿病学会也表示可以放心食用高能量、低能量或不含能量的甜味剂产品。或许你还不知道,低能量或不含能量的甜味剂其实还有助于控制并保持体重。有这么一项针对 1 000 多位成年人进行的试验表明,食用低能量无糖食品及饮料的人,其膳食更有质量,他们在摄入较少能量的同时,获得了更多的维生素及矿物质,饮食也更为健康。

作为低能量甜味剂的代表阿斯巴甜已历经 200 余次科学试验,被证明是食用非常安全的低能量甜味剂。该甜味剂也已有 20 余年的使用历史,在全球 100 多个国家中获准使用。经过欧洲食品安全局(EFSA)对其安全性的全面检测,再次证实了阿斯巴甜的食用安全性。

(2)凡是使用过农药的果蔬饮料也会致癌?

目前我国已逐步淘汰了毒性较大的农药,取而代之的是虫谱广、效率高、残留低、毒性低的农药。按照农药使用安全规范经过严格的安全间隔期后,食品中的农药残留也是不多的。我国食品中的农药残留检出率非常低,不超过 5%。所以,一般来说,规范使用农药的蔬菜和水果,其农药残留量很低,不会超过标注规定,不会对人体产生危害,更不会对人产生致癌作用。但是,如果没有按规定使用农药,可使食品中农药的残留增多,就会对人体健康造成威胁。

(3)咖啡致癌症?

2016 年,世界卫生组织(WHO)改变了长期贴在咖啡上的可疑致癌物标签。事实上,WHO 回顾了近 1 000 项研究,提出咖啡与肝癌和子宫内膜癌风险降低有关的证据。

18. 水一定要趁热喝吗

生活中,我们一向对"热"情有独钟:饭要趁热吃,水要趁热喝。"多喝热水"仿佛就代表了对待别人最好的关心。然而最近由 10 个国家的 23 位科学家组成的研究团队在医学权威杂志《柳叶刀肿瘤学》上发表了一篇名为 *Carcinogenicity of drinking coffee,mate,and very hot beverages* 的文章,让大家对"多喝热水"产生了质疑。文章称,长期喝太热的饮料

（65℃及以上），可能会增加人体罹患食管癌的风险，而与饮料本身的类型关联不大。

当我们喝热饮或吃热的食物时，65℃高温足以使消化道造成慢性损伤，引发食管黏膜炎症，促进活性氮生成，合成亚硝胺。亚硝胺是已知的强致癌物，从而诱发食管癌。另有研究表明，组织损伤可能造成DNA损伤，当组织细胞受损时，机体必须不断分裂产生新细胞进行修复。细胞分裂过程中，其DNA暴露出来，因而更易受到内源性致癌物（例如炎症过程中产生的活性氧和活性氮）和外源性致癌物（例如烟草）的攻击。DNA产生的变化越大，发生食管癌的风险就越高。此外，长时间食用烫食还有可能引起食管裂孔疝，即高温使食管裂孔扩大，腹腔脏器（主要是胃）通过膈食裂孔进入胸腔的一种疾病。

多少温度的水食用是安全的？口腔和食管表面黏膜的温度在36.5~37.2℃。人体体温约37℃，因此40℃较温热。专家建议，适宜的进食温度在10~40℃，能耐受的最高温度在50~60℃，超过65℃便足以烫伤黏膜。

19. 饮茶能治百病吗

《神农百草经》有载："茶茗久服，令人有力、悦志。"指出饮茶可以使人精神愉悦，身体健康。这一点是十分可靠的。唐代中药学家陈藏器曾说："诸药为各病之药，茶为万病之药。"这个说法看起来就十分夸张了，也是如今许多人拿来断章取义的地方。

经常适量饮茶，对人体健康有益。茶叶中含有多种对人体有益的化学成分。例如茶多酚、咖啡碱、茶多糖等。有很多关于绿茶抗癌的说法，其实这样的说法是有道理的，绿茶中含有的茶多酚可以降低亚硝酸盐的含量。茶多酚、儿茶素等活性物质可以使血管保持弹性，并能消除动脉血管痉挛，防止血管破裂。有研究表明，长期饮茶可能对预防心血管病和某

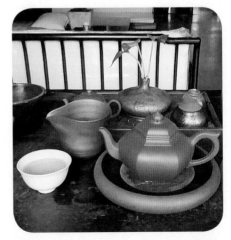

些肿瘤有一定益处。但这些结论是在特定实验条件下完成的,换句话说是在一定浓度或含量下产生的效应。日常生活里茶叶只是一种饮品,中药是很少靠一味药材来治病的,一般都是几种或多种药材调配的方剂。所以,茶要达到治病的效果是需要和其他药材进行调配的! 茶本无心,无论是琴棋书画诗酒茶,还是柴米油盐酱醋茶,茶都是"人在草木间"的茶,大家也不要将茶过于"神化"。日常饮用量并不能起到治疗疾病的作用,更不用说是能治"百病"了。

六、食物营养——其他

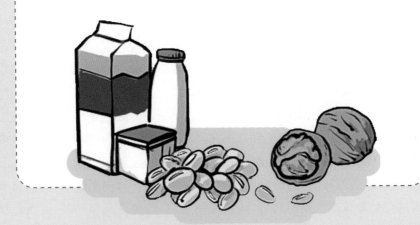

1. 保健品就是指的保健食品吗

人们一提到保健品,首先会想到保健食品,但两者是不同的概念。在我国保健品不是一个法律概念,是所有与健康、保健相关的产品的统称,而保健食品有法律概念,根据《保健食品注册与备案管理办法》,保健食品是指声称具有特定保健功能或者以补充维生素、矿物质为目的的食品,即适宜于特定人群食用,具有调节机体功能,不以治疗疾病为目的,并且对人体不产生任何急性、亚急性或者慢性危害的食品。保健食品需要注册或备案,实施严格监管。大家不要听到保健品就认为是保健食品。

保健食品分为两大类,一类为营养素补充剂类,是维生素和矿物质的补充剂,多数已经列入保健食品原料目录,对使用的原料已经列入保健食品原料目录的和首次进口的属于补充维生素、矿物质等营养物质的保健食品实行备案管理。首次进口属于补充维生素、矿物质等营养物质的保健食品,其营养物质应当是列入保健食品原料目录的物质。这类保健食品目前在我国是由省一级的市场监督管理局负责备案,其功能为补充营养素;一类是需要申报注册的功能型保健食品,如增强免疫力、缓解身体疲劳等。我国保健食品实行标示管理,保健食品有小蓝帽的标识。

2. 保健食品可以治疗疾病吗

保健食品不能用来治疗疾病。保健食品与药品的区别在于药品是有规定的疾病适应证或者功能主治、用法用量的物质,保健食品只有适宜人群,不以治疗疾病为目的,保健食品不能代替药品治疗疾病;药品允许有一定的副作用,而保健食品对人体不产生任何急性、亚急性或慢性的危害;保健食品经口,以肠道吸收为主,而除口服外药品可肌内注射、静脉注射、皮肤给药、腔道给药等。保健食品包括营养素补充剂和功能声称型保健食品。具有增强免疫力功能、抗氧化功能、辅助改善记忆功能、缓解视疲劳功能、清咽润喉功能、改善睡眠功能、缓解体力疲劳功能、耐缺氧功能、调节体内脂肪功能、改善骨密度功能、改善缺铁性贫血功能、改善痤疮功能、改善黄褐斑功能、改善皮肤水分状况功能、调节肠道菌群功能、有助消化功能、润肠通便功能、辅助保护肠黏膜功能、维持血脂正常水平功能、维持血胆固醇健康水平功能、维持血甘油三酯正常水平功能、维持血糖正常水平功能、对化学肝损伤有辅助保护功能、对电离辐射危害有辅助保护功能、有助于排铅功能。同时,在保健食品包装标签上不能含有或暗示具有治疗作用,凡是上述保健功能范围以外的宣传都是违法的。

日常生活中,凡是宣传一种食物或保健食品可以治疗很多疾病,神乎其神,一定要警惕,这种行为本身就是违法的,千万不能上当。

3. 保健食品越贵越好吗

随着生活水平的提高,各式保健食品成为儿女们孝敬老人的礼品,于是许多人陷入了一个误区,认为老年人只要多吃保健食品,就能拥有健康的身体,甚至认为保健食品越贵越保健。相同功效的产品,通过华丽的包装,加上广告宣传,销售价格自然就上升了,一些产品,虽然从包装和价格上都稍逊一筹,但其营养价值却不会逊色于前种。

保健食品除了具有特定功能之外,还具有特定适宜人群,重点在"特定"两个字,对于不适宜的人群来说,吃了还可能带来危害。保健食品适用的人群较为广泛,可能是健康人群、亚健康人群,也可能是患病者,消费者应根据自身的健康情况和对保健食品剂型的食用习惯,对号入座,合理的补充才有益于健康。所以保健食品并不是价格越贵,效果就越好,只有真正适合自己的才是最好的,不同的保健食品适合不同的人群,消费者在购买时要注意产品的成分(原料)。

4. 保健食品吃的越多越好吗

当然不是。任何保健食品的标签上都有推荐摄入量,一定要按照推荐摄入量食用。就种类而言,也不是吃的种类越多越好,每种都有适宜人群和不适宜人群。

保健食品也不是吃的越多越好,如果保健食品使用不当,对人体不但无益,反而有害,例如人参,并非就适用于任何人,在身体不适宜的情况下服用,就会出现发热、血压升高等症状;保健食品有改善人体免疫功能的作用,但不能因此忽视人体自身形成的自然免疫过程,如体内缺铁时,白细胞杀菌功能减弱,但如果为此过多补充含铁的保健食品,同样会抑制白细胞的杀菌功能,所以不恰当地吃保健品,不但不会增强机体免疫力,反而会降低免疫功能;吃保健食品要按照每天的要求量进行服用,即使安全性较高的水溶性 B 族维生素和维生素 C,也可因排尿少而造成累积过量,如维生素 B₆ 太多会导致周围神经病变,吃维生素时要多补充水分。维生素及矿物质摄取,摄入量要在每天建议的范围内。如果保健品吃的过多,也会不利于身体健康,并且保健食品过量服用,会增加肠胃负担,出现毒性反应,而人体对营养素的需求都有一个最高承受值,一旦过量,就会导致总体比例的失衡。总之服用保健食品要适可而止,不可滥用。

5. 每天吃营养素补充剂就可以少吃饭和菜吗

任何营养素补充剂都不能代替合理膳食。营养素补充剂所含的营养素不如食物齐全,因为营养素补充剂补充的是目前已知的、能够量产的营养素;而食物不仅含有这些营养素,还含有为数众多的植物化学物等活性物质。另外,食物的各种共同存在的营养物质有利于营养素的吸收利用,如富含维生素 C 的水果不仅含维生素 C,还含有可以减缓维生素 C 氧化的黄酮类物质,而且这些黄酮类物质对身体健康也是有益处的。水果所含的枸橼酸、苹果酸等有机酸也有利于维生素功效的维持,因为很多维生素在酸性环境中稳定。单纯使用营养素补充剂,是不能保证营养均衡的,并且从营养学角度来看,只要食物品种多样,就能使人体获得全面的营养,所以合理膳食是健康的基础,营养补充是弥补饮食之不足,不是代替正常饮食。

为正确引导广大居民的营养素补充行为,中国营养学会发布了"中国居民营养素补充剂使用科学共识科学普及版",共识要点如下:

(1) 满足营养需求,是每个人保持良好营养状况的必需条件。2 岁以上健康个体,按照《中国居民膳食指南(2016)》践行平衡膳食原则,能够满足充足营养,维持良好身体健康状况,不推荐额外补充。

(2) 确定自己的膳食是否满足营养需要,需经过膳食、营养状况指标和体征等来评估。由于各种原因,无法通过膳食满足营养需要的个体,应咨询营养专业人员(营养师、营养专家或医生),合理进行膳食调整或营养素补充,预防营养缺乏。

(3) 对于营养素缺乏的个体,补充营养素是简便有效的方法。同时应积极采取膳食改善措施,包括选择强化食品、营养素补充剂作为营养素补充的来源,以弥补不足、纠正营养素缺乏状况。

（4）孕妇、乳母、幼儿、老年人等，由于特殊生理时期的某些营养素需求高，应常常咨询（医院、保健中心）营养师、营养专家或医生，合理进行营养调理，以保障特殊生理时期的营养需要。营养调理的手段包括膳食、营养素补充、合理运动等措施。

（5）特殊环境或特殊职业下的人群，如高原、高温、低温、低日照、高强度运动和体力活动等，根据工作性质使用营养素补充剂很有必要。建议咨询营养专业人员（营养师、营养专家或医生）个体辅导或诊疗。

（6）疾病状态人群或高危人群，应在医生和营养师的指导下，有针对性地进行营养诊断、评估和营养治疗。营养改善是促进身体康复、提高生命质量的重要保障。

（7）营养素的补充剂量，应根据中国居民膳食营养素参考摄入量进行，过量补充不一定增加健康益处，可能带来负面效应，甚至增加疾病风险。

6. 补钙越多越好吗

钙是人体必需的营养素，钙缺乏会导致骨骼代谢障碍，但补钙的关键在于人体的吸收。补的钙如果不能被吸收，钙补充并非越多越好，人体对营养物质吸收、转运、分布和排泄具有非常精细的调节机制，虽然大多数钙化合物对于人体没有毒性作用，但长时间摄入高剂量钙会对机体发生不利作用，过多摄入钙的副作用包括：

（1）引起便秘，增加发生尿路结石的危险，严重时可造成肾损害。

（2）高钙摄入还可能抑制小肠对铁、锌等其他必需矿物素的有效吸收，引起机体中相应的矿物质的缺乏。

（3）过量补充钙，会造成高钙血症，发生肾功能损害。

（4）过量补钙会干扰磷和其他微量元素的代谢。钙和磷在一定条件下是相辅相成的一对元素，改变了恒定条件，就会相互干扰和拮抗，在钙与磷的比例大于 2∶1 时，钙便干扰磷的吸收。

（5）长期补钙可能增加心脏病风险。近年来有资料表明，长期过量服用钙人群患心脏病的风险性增加，虽然尚无大量流行病学证据得出可靠结论，但值得引起注意。

膳食中含钙较多的食物有奶类、鱼、虾米、豆制品、坚果类等，在日常饮食中可以多选用，以增加钙的摄入量。

7. 保健食品任何人都可以吃吗

保健食品是食品的一个种类,具有一般食品的共性,能调节人体的机能,适用于特定人群食用,但不以治疗疾病为目的。所以,不同年龄、性别、体质的人,对于同一种保健食品,会有不同的适应证,对于不适宜的人群来说,吃了还可能带来危害。保健食品适用的人群较为广泛,可能是健康人群、亚健康人群,也可能是患病者,消费者应根据自身的健康情况和对保健食品剂型的食用习惯,找准最适合自己的保健食品,只有恰当的、合理的补充才有益于健康。但对于保健食品的消费,消费者应当充分认识到:一方面,保健食品不是药品,不能用作药品或宣传其有治疗作用。另一方面,保健食品大多有特定的功效成分,都有其特定的适应人群和规定的食用量,对于某个消费者来说,不是任何一个保健食品都适合,比如有的保健食品主要功能是改善睡眠,它对儿童或睡眠正常者,就可能起不到好的作用,即使睡眠不好的人,也不是人人吃了都有作用。因此消费者在购买保健食品之前一定要明确自己是否需要补充,由于食物安全性更高,所以一般营养素的补充以食补为主,当饮食不能满足营养需求,可以咨询营养师进行营养评估后再选购具有针对性的保健食品来进行调理。

8. 增强免疫力是人人需要的,增强免疫力的保健食品适合所有人食用吗

"增强免疫力"是许多保健食品、食品广告中的金牌台词,久而久之大家都对"免疫力是需要增强的"深信不疑,"提高免疫力"给人的感觉就是可以防治百病,但其实免疫力也不是人人都必须提高,任何事物都是两面的,免疫力不但会过低,同样也会过高。免疫力过高,人体也会出现异常情况,可能会对身体外部的物质反应过度,也就是通常所说的"过敏"。免疫力过高时,几乎所有物质都可成为变应原,比如尘埃、花粉、药物或食物,它们作为抗原刺激机体产生不正常的免疫反应,从而引发变应性鼻炎、过敏性哮喘、荨麻疹(风疹块)、变应性结膜炎、食物过敏、食物不耐受等情况,严重的可能导致对身体内部自己的组织细胞产生反应,患上自身免疫病,如类风湿关节炎、系统性红斑狼疮、慢性甲状腺炎、青少年型糖尿病、慢性活动性肝炎、恶性贫血等疾病。所以也不是所有人都适宜摄入增强免疫力的保健食品,其适宜人群为免疫力低下人

群。另一方面,增强免疫力的产品配方中,可能存在一些不适合婴幼儿、孕妇、乳母的成分,所以在选择保健食品时还要看清标签上的不适宜人群。

9. 转基因食品一定有害吗

转基因食品是通过基因工程技术将一种或几种外源性基因转移到某种特定的生物体中,并使其有效地表达出相应的产物(多肽或蛋白质),此过程叫转基因。以转基因生物为原料加工生产的食品就是转基因食品。

关于转基因食品的安全性,自转基因技术问世以来一直争论不休。担心转基因食品安全主要有以下几个方面,一是虽然插入生物体的基因原本天然地存在于其他物种中,但人们担心改变天然基因组可能会产生"未知的后果";二是过敏问题,担心转基因食品可能会对人类产生新的过敏原,然而据梅奥医学中心(Mayo Clinic)称,目前市场上的转基因食品都没有发现过敏原;三是担心转基因产品增加抗生素耐药性,科学家经常在基因工程中利用抗生素抗性基因改良种子。很多人觉得这些转基因食品与抗生素抗性细菌的比例上升存在联系。但目前没有研究证实这一说法,但将来需要进行更多的研究来证明。

目前在国际市场上销售的转基因食品已通过安全评估,不太可能对人类健康带来风险。此外,这些食品被批准转基因的国家的大众广泛消费,至今未显示出对人的健康影响。根据食品法典原则不断进行安全评估,并在上市后适当地监测,这应成为确保转基因食品安全的基础。所以我们没必要提到转基因食品就认定一定有害。其实转基因并不是人类发明的,在自然界中随机的转基因的过程比比皆是。人类只是利用这个原理,自己把这个过程当作了一个工具,来实现自己的目的。这个工具可以做好事,也可以做坏事。不能迷信,但也不能盲目反对。

10. 样子不正常的蔬菜水果就是转基因的吗

现在市面上蔬菜水果品种繁多,有小个子的番茄和黄瓜,也有大个子的青椒和草莓。然而,这些都算不上转基因产品。其实,天然植物本来就是形状多样的,个头有大有小,色彩五颜六色。

目前我国市场上的转基因食品,从原料来源看,进口的主要有大豆、油菜籽和玉米及相关产品,国内生产的有棉籽油和番木瓜。小番茄又称圣女果,原名"樱桃番茄",目前全国各地市场上的圣女果大部分均由境外引种;而大个彩椒、小黄瓜等都是非转基因的常规品种,或是杂交品种而已,不能用大小和形状来判断是不是转基因品种。无论颜色如何,大小如何,绝大多数都是传统育种方法得到的品种。为了满足消费者的知情权和选择权,我国实施与国外相比较为严格的转基因标识制度。列入转基因标识目录并在市场上销售的转基因生物在我国都需要标识,目前市场上的转基因食品如大豆油、油菜籽油及含有转基因成分的调和油均有标识。

11. 剩饭剩菜放冰箱后就一定安全吗

冰箱冷藏的温度通常在 2~10℃,这个温度只能抑制细菌的生长繁殖,而不能冻死细菌,因此冰箱只能推迟食品变质时间而已。冰箱冷藏室的温度一般在 10℃以下,在此温度下可以使食物中的微生物生长速度减缓,但时间一长,食物还是会腐败变质。特别是在气温较高的夏秋季节,存放或取出物品,冰箱门经常开启,也会影响冰箱内的温度和冷藏效果。因此,冰箱不能杀灭微生物,只是阻止或延缓微生物的繁殖,冰箱不是保险箱。冰箱还应经常消毒,否则反而会成为一些细菌的"温床"。

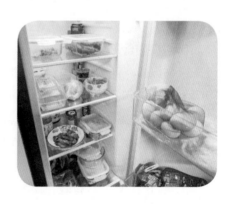

市场上销售的所谓具有"杀菌"功能的冰箱,只不过是在冰箱的内壁、隔板或把手上,用了一些抑菌材料,在一定程度上有抑菌作用,使冰箱的抑菌效果好些,但也没有杀菌作用。

12. 食品放冰箱冷冻室不论放多久都不会变质吗

家里冰箱冷冻室的温度一般都在 -18℃左右,这个温度只能在一定时间内保存食物的风味、营养成分和新鲜度,但却阻止不了食物营养成分的损失和品质恶化。一些肉制品存放超过 2 个月,其中脂肪会氧化、变质。另外,许多人习惯把冷冻肉制品放在空气中慢慢解冻,这样会导致肉制品表面先解冻的部分微生物孳生。建议用微波炉解冻,或者先将肉放在冷藏室一段时间自然解冻后再取出。

关于一些生鲜畜肉、禽肉、鱼类及海产品等在冷冻室中到底能保存多久,目前并无确切的答案,因为这类食物在食用前仍然是需要烹饪烧熟才吃的,所以有人认为冷冻时间长一点问题也不大。冷冻的保鲜原理,是通过减缓分子运动,让微生物进入休眠期。冷冻状态可以抑制导致食物腐败和食源性疾病的微生物滋生。不过,"冷冻之后能吃"和"冷冻之后好吃",完全是两回事。另外,买回的肉最好都是分顿地切好,不要频繁地解冻肉,否则会让肉的营养流失了,让细菌有机可乘。其次,对于大家非常关心的肉能够冷冻多久,各种说法不一,有建议最多能保持 1 年的,也有说最多 6 个月的,不过购买时不要买多,尽量缩短冷冻时间。

13. 所有蔬菜水果都可以放冰箱冷藏以达到保鲜目的吗

不是的。有些蔬菜、水果适合放冰箱保鲜,而有些就不适合。香蕉放冰箱反而更易发黑;西红柿放久了,还会生白斑。另外像大蒜、大葱、韭菜等蔬菜含有含硫化合物,本身也有一定的杀菌作用,没必要放入冰箱保存,只要存放在阴凉干燥处即可。一般来说,营养丰富的叶菜类在冰箱里储存的时间最好不要超过 3 天。如果蔬果储存时间过长,会发生维生素降解,如维生素 C、β- 胡萝卜素减少,甚至可能使维生素 C 完全消失。同时,还会使有害的亚硝酸盐含量升高。

食物进冰箱前别清洗。因为蔬果肉蛋表面有自己的一层防菌"保护膜",将保护膜洗掉后,反而有助于细菌入侵食物,加速食物腐败变质。蔬果要把外表面水分擦干,放入冰箱内最下面,以零上温度贮藏为宜。如果发现蔬果、鸡蛋等表皮有脏物,可以用布擦拭后,套上保鲜袋再放入冰箱。水果、蔬菜放冰箱时,可以包层牛皮纸。但储存时间也不要超过 3 天。最好在一两天内吃完。馒头、点心等先装入食品袋再放进冷藏室,袋口请勿系死。因为在密封环境里,厌氧菌会大量繁殖,容易滋生真菌和细菌,导致其变味、变质。如果 3 天吃不完,最好放进冷冻室里储存。生熟食品应分开存放。冰箱内应留有空隙,以利于冷空气对流。

14. 口渴时再喝水对吗

　　首先让我们看看水的重要性。生命由细胞组成,水是细胞的主要成分,而细胞必须"浸泡于水"才得以成活。人的各种生理活动都需要水。水在血管里川流不息,把氧气和溶解于水的营养物质运送到组织细胞,再把代谢废物排出体外。水是体温的调节剂。炎热夏季,人靠出汗使水分蒸发,带走一部分热量;三九寒天,由于水贮备热量的潜力很大,人体不致因外界温度低而使体温明显波动。水是体内的润滑剂。唾液有助于吞咽;泪液防止眼球干燥;存在于关节、胸腹腔、胃肠道等部位的水分可以对器官、关节、肌肉、组织起到缓冲、润滑、保护的作用;皮肤缺水,就会变得干燥而失去弹性,显得面容苍老。

　　我们日常判断自己是否缺水,最简单的方法是口渴和少尿,出现口渴是身体已经缺水的信号,所以我们不能等到口渴才喝水,要养成主动补水的良好习惯。"未渴先饮"是我国传统医学的共识,"渴"对健康人体来说,是一种害处,一种威胁,一种警示,而"先饮"则是在危害尚未发生之前,及时采取了有效的预防措施。正确饮水的原则是"适时,主动,少量多次,足量饮水"。早晨起床后可空腹喝一杯水,因为睡眠时的隐性出汗和尿液分泌,损失很多水分,起床后虽无口渴感,但体内会因缺水出现血液黏稠,所以应补充水分,降低血液黏度,增加血容量。睡觉前也可以喝一杯水,有利于预防夜间血液黏稠度增加;主动,是指切不可感到口渴时再喝水;少量多次,指每次喝水200毫升(中杯);足量饮水,指要根据自身身体活动量的增加,环境温度的升高,劳动强度的增大,补充足量的水。

　　我们每天到底需要喝多少水呢? 中国营养学会2013年的居民膳食营养素参考摄入量中给出了水的适宜摄入量,见下表。

中国居民膳食水适宜摄入量(AI)

人群	饮水量/(升·天⁻¹)		总摄入量/(升·天⁻¹)	
	男	女	男	女
0岁~	—		0.7	
0.5岁~	—		0.9	
1岁~	—		1.3	
4岁~	0.8		1.6	
7岁~	1.0		1.8	

续表

人群	饮水量/(升·天⁻¹)		总摄入量/(升·天⁻¹)	
	男	女	男	女
11 岁 ~	1.3	1.1	2.3	2.0
14 岁 ~	1.4	1.2	2.5	2.2
18 岁 ~	1.7	1.5	3.0	2.7
50 岁 ~	1.7	1.5	3.0	2.7
65 岁 ~	1.7	1.5	3.0	2.7
80 岁 ~	1.7	1.5	3.0	2.7
孕妇(早)	—	+0.2	—	+0.3
孕妇(中)	—	+0.2	—	+0.3
孕妇(晚)	—	+0.2	—	+0.3
乳母	—	+0.2	—	+1.1

15. 食物之间存在相克，对吗

现代营养学和食品安全的科学没有"食物相克"的说法，实际生活中也没有看到食物相克导致食物中毒的事例和相关报道。

有的"食物相克"是推测食物成分的生化反应，如网上铺天盖地说到的是"海鲜和维生素 C"，海鲜和富含维生素 C 的柠檬汁一起吃，会产生砒霜，导致中毒。根据测算，即便正常海鲜中的砷和维生素 C 非常彻底地发生化学反应，一次吃进 10 千克海鲜才含有 1 毫克的砷，只有一次吃上百千克海鲜，才有可能达到中毒的量，这还是在保证有足够维生素 C 摄入并参与化学反应的前提下。

关于牛奶或豆浆与鸡蛋相克，那是因为有人早上喜欢用豆浆或牛奶冲生鸡蛋喝，因为豆浆和鸡蛋含有蛋白酶抑制剂，影响消化酶的活性，不利于营养素的吸收利用，同时因鸡蛋中可能含有致病菌，所以吃了后引起腹泻等，豆浆或牛奶与鸡蛋不是食物相克的原因，而是一种不科学的加工方法，是食品安全问题，只要烧熟煮透就可以同食了。

早在 1935 年,营养学界泰斗、南京大学郑集教授搜集了民间传说中的 184 对相克食物,从中选择人们日常生活中同食机会较多的 14 对食物,用老鼠、狗和猴子做实验。他本人和一名同事也试验了其中的 7 种组合。结果表明在食用 24 小时内观察试验动物和人的表现都很正常,没有中毒的迹象。在郑集试验的"相克"食物中,就包括螃蟹与柿子、大葱与蜂蜜。郑集教授是我国最长寿的科学家之一,活了 111 岁。

　　2008—2009 年,中国营养学会分别与兰州大学公共卫生学院、哈尔滨医科大学合作,做了更严格一些的"食物相克"实验,也未发现异常。

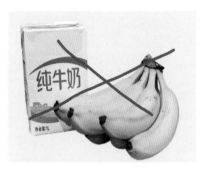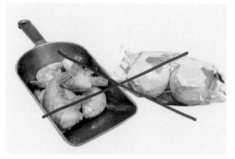

16. 考试前补充氨基酸可以提高考试成绩吗

　　氨基酸来自各种食物的蛋白质。多种营养素对大脑发挥正常的功能都有作用,而不是临时补充氨基酸所能解决问题的。

　　(1)脂类:脂类可以构成大脑细胞的细胞膜,维持细胞的完整性,保证细胞结构的正常,维持神经传导,从而能保证大脑正常地工作。

　　(2)碳水化合物:大脑组织能够利用的能源物质仅为碳水化合物中的葡萄糖,故足够的碳水化合物是大脑工作所需能源物质的根本保障。

　　(3)矿物质:矿物质对学习记忆过程也有重要影响,如钙与大脑兴奋性、神经递质的释放、信息传递有很大的关系;锌与大脑中蛋白质合成有关,影响着记忆过程;机体缺乏铁,可让人反应能力差、不安、注意力不集中、学习能力下降等。

　　(4)维生素:维生素是学习记忆过程的重要帮手,如维生素 A、维生素 B_1 和维生素 B_6 等。不管哪种营养素对大脑的功能都有一个共同点,那就是不能缺乏,一旦缺乏,就会影响脑功能。

学习能力是一个十分复杂的问题,与遗传、学习习惯、休息、运动、营养等多种因素有关。在我们复习迎考或学习知识时,要反复地进行学习和练习,目的是想将知识变成"长时记忆"。要建立"长时记忆",需要"联络员"的帮助,而大脑中的"联络员"就是神经递质。氨基酸是合成神经递质的主要成分之一,如果缺乏某种氨基酸,适当地补充当然是有益的。

17. 有的食品标签上标有"全天然食品"字样,全天然食品一定是更安全吗

许多消费者在选购食物的时候,都喜欢选择写有"纯天然""全天然"字样的食品,认为它们健康安全,污染最少。

蔬菜可以在阳光下"天然地"生长,奶牛也可以在牧场上"天然地"产奶。但是,这个词汇并不能保证灌溉蔬菜的水是安全的,也不能保证奶牛所吃的草一定不被污染。

野菜也许是最"天然"的食品了,因为它没有经过人工的栽培,完全在野外自然生长。然而,由于人类的污染,公路边上生长的野菜吸收了汽车的尾气,菜叶中铅的含量甚至高于栽培的蔬菜。野鸟也许被许多人看成天然食品,但是它也经常采食人类的庄稼,体内所含的农药并不比家养的鸡更少。

因此,一种食品是否没有受到污染,是否对人体安全,要通过严格的检验方能确定。要想获得真正安全无污染的食品,就要进行"从土地到餐桌"的全程质量控制和安全监管。

18. "早吃好,午吃饱,晚吃少"是否有科学依据

早餐是一天中非常重要的一餐,既要向人们提供一上午工作所需的能量,又要活跃大脑功能。如果早餐吃不好,体内能量不够,工作学习时容易疲倦,头昏,精力不集中,效率下降。由于早餐吃不好,到了午餐,肚子饥饿,难免中餐吃得太多,加重胃肠负担,容易引起胃肠疾病;多余的能量在体内转化为脂肪,还容易让人发胖。早餐不但要重视数量上吃饱,而且要注意搭配,最好能辅以鸡蛋、牛奶、豆浆等富含蛋白质的食品,以满足身体需要。

午吃饱的意思是,午餐应该是你这一天当中能量摄入量最高的。晚吃少,是因为晚上一般活动少,身体消耗也相应减少,晚餐吃得过饱会加重消化系统

的负担,还会干扰大脑皮层的抑制,妨碍入睡。主食要吃容易消化的食物,不必过于精细,可多吃蔬菜,不宜吃含脂肪多的食物,以防身体发胖,或引起消化不良等疾患。

当然,"晚吃少"不能一概而论,应根据不同人的情况而定。对于有开夜车习惯的脑力工作者,不仅不能少吃,还要适当加点夜宵。否则经常熬夜挨饿,不仅影响睡眠质量,还会产生胃肠疾病和低血糖症状,对健康不利。因此,晚上需要较长时间工作、学习的人,还是要将晚餐吃饱、吃好。而且医学研究表明,危害中老年人健康的高血脂、心血管疾病、糖尿病、肥胖症以及癌症等,往往都与饮食相关。特别是晚餐摄入不当,最容易导致或加重多种疾病。

19. 添加了食品添加剂的食品一定存在食品安全问题,不要吃吗

食品添加剂是指为改善食品品质和色、香、味,以及为防腐、保鲜和加工工艺的需要而加入食品中的人工合成或者天然物质。尽管人们对食品添加剂表现出很强的排斥心理,甚至有的人听到食品添加剂就如同听到魔鬼来了一样,但食品添加剂已经走进了千家万户,和人们的生活息息相关,现代食品生产已离不开食品添加剂,人们的口福也离不开食品添加剂,否则市场上就不会有香松的面包、鲜香的火腿、细嫩的豆腐,没有食品添加剂就没有现代食品工业,也就没有市场上琳琅满目的预包装食品。食品添加剂,不论是天然的还是人工合成的,只要是按规定作过安全性实验并经批准,且按规定使用的都是安全的,超范围、超剂量使用都可能是有害的。当然,未经批准的任何所谓"食品添加剂"都是绝对禁止使用的。例如,不法之徒用硫磺或盐酸为荔枝保鲜;用吊白块使粉丝变白;用甲醛为水发产品防腐等都是有害的,是违法的。

合理使用食品添加剂可以防止食品腐败变质,保持或增强食品的营养,改善或丰富食物的色、香、味等。实际上,不使用防腐剂具有更大的危险性,这是因为变质的食物往往会引起食物中毒的疾病。另外,防腐剂除了能防止食品变质外,还可以杀灭细菌、霉菌,这无疑是有益于人体健康的。

当然,食品添加剂的应用也有弊端,有的食品添加剂大量使用对机体有造成损害的风险。另一方面,食品添加剂的使用也为一些没有良心的生产者利

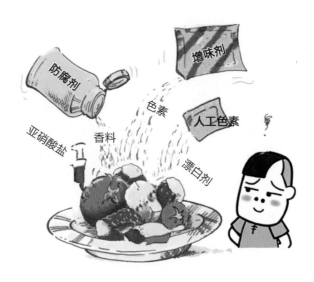

用食品添加剂对伪劣食品进行伪装提供了可乘之机。食品添加剂生产和使用者必须严格把握、正确理解食品添加剂的使用原则，深入了解被允许使用的食品添加剂特性，结合自身产品的工艺需要，绝不使用不具有技术上必要性的食品添加剂。

20. 食品添加剂都是有毒的，都没有任何营养作用吗

　　不是的，事实上，我们国家的食品添加剂包括了营养强化剂，食品营养强化剂是指人为增加营养成分而加入食品中的天然的或人工合成的属于营养素范围的食品添加剂。食品营养强化剂不仅可以补充人们日常所需的营养物质摄取，而且能够对疾病的控制及预防都起到非常好的效果。例如食盐加碘用来防治甲状腺肿大。食品营养强化剂还包括婴幼儿的添加配方，利用叶酸所制造的母乳专用食品等。食品营养强化剂已经在提高人体营养水平上发挥着自己的作用，且由于它的针对性和安全性强，未来将在食品加工领域占据更加重要的位置。

　　除了拥有强化剂以外，其他目的使用的食品添加剂也不全是对健康不利的，例如 β- 胡萝卜素作为着色剂、维生素 C 可以作为面粉处理剂和抗氧化剂应用于一些食品的加工中，除了作为食品添加剂的作用外，本身也具有营养作

用。再如果胶,果胶是国家允许使用的乳化剂、稳定剂、增稠剂,而果胶有利于肠道中有益菌的生长,有益菌能够产生人体必需的营养物质,如维生素 B_6 和维生素 B_{12}、维生素 K_2 等。果胶摄入人体内吸水膨胀,体积可增大为原来的 10 倍,容易使人产生饱感,并延迟胃的排空,可有效预防肥胖和减肥。果胶与其他纤维素不同,它不会影响人体对钙、镁、锌、铜等微量元素的吸收。果胶能吸附食物中的铅、镍、钴等重金属离子,且不能被消化液所消化,所以能够有效地排出体内毒素。

七、人群营养——
儿童营养

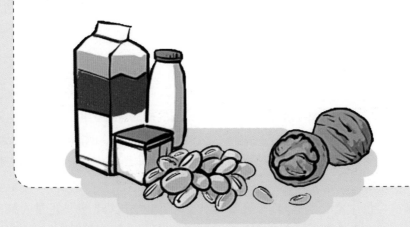

1. 母亲怀孕时吃兔肉会导致宝宝出现兔唇吗

母亲怀孕时吃兔肉与宝宝兔唇的发生无关。宝宝出现兔唇,是一种先天性出生缺陷症,医学上称为唇裂或唇腭裂。目前还不能完全确定兔唇的发生原因,一般认为与遗传因素和环境因素有关。①研究结果显示,父亲患有兔唇,后代患病率为3%左右;如果是母亲患兔唇,遗传给子女的概率高达14%;近亲结婚者其子女发病率则更高。②孕早期的呕吐、厌食、偏食等导致维生素A、维生素D、维生素E、叶酸、泛酸等营养素的缺乏可影响胎儿发育,易发生出生缺陷症。③母亲怀孕早期接触重金属(铅、汞、镉等)、化学农药、甲醛涂料、苯并芘等有毒物质,可增加孩子出生缺陷的风险。④孕妇患上呼吸道感染、风疹,遭到强烈的精神刺激、身体外部遭损伤,服用过某些抗生素和皮质类激素,还有吸烟、酗酒、照射X线等,都可以使宝宝兔唇发生率增加。

兔肉其实同猪肉、羊肉、牛肉一样,也是优质蛋白质的良好来源之一,其蛋白质含量比一般肉类高,含8种人体必需的氨基酸,尤其是人体最易缺乏的赖氨酸、色氨酸含量较多;兔肉中所含的脂肪和胆固醇低于一般肉类;兔肉富含卵磷脂和多种维生素、矿物质,尤其是烟酸含量丰富,同时钠含量较低,钾和硒含量较高。兔肉质地细嫩,味道鲜美,营养丰富,与其他肉类相比较,更易被消化吸收,可供各类人群食用。

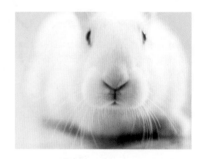

2. 婴儿出生后数天需开始补充维生素D和钙吗

婴幼儿如果缺乏维生素D和钙,易引起佝偻病的发生。佝偻病是婴幼儿时期骨样组织钙化不良,造成骨骼异常变化甚至畸形的一组临床症状的统称。佝偻病除了骨骼改变之外,还会产生一系列相应的神经精神症状,同时由于机体免疫力下降,还容易继发各种感染。

母乳中维生素D含量低,母乳喂养的婴儿不能通过母乳获得足量的维生素D。适宜的阳光照射会促进皮肤中维生素D的合成,若要让婴儿通过照射阳光来获得足量的维生素D,需要阳光充裕,皮肤暴露范围足够,阳光暴露时间充足。显然这些要求会受居住地纬度、当地季节、环境污染等条件的影响。

即使季节、气候等允许,家长也担心阳光可能会对婴儿视觉产生不利影响;再者婴儿皮肤娇嫩,过早暴露日光照射也可能会对婴儿皮肤造成损伤。相比较而言,通过维生素D补充剂来补充,难度小,可靠性高。鉴于居住地域和喂养方式的限制,阳光照射可能不是6月龄内婴儿获得维生素D的最佳途径,婴儿出生后数天就应该开始补充维生素D。配方奶粉喂养的婴儿通过合乎国家标准的配方食品,能获得足量的维生素D,不需要再额外补充。每天10微克(400国际单位)的维生素D可满足婴儿在完全不接触日光照射情况下的维生素D的需要。而纯母乳喂养能满足婴儿骨骼生长对钙的需求,不需要额外补充钙。因此,中国婴幼儿喂养指南给出的建议是:婴儿出生后数天开始补充维生素D,不需补钙。

3. 宝宝出生后可以先用奶粉喂养,等妈妈有乳汁后再母乳喂养也不迟吗

很多新妈妈产后暂时没有奶水或者奶水很少,担心宝宝饿坏,其实刚出生的宝宝没有马上喝上母乳也不会饿坏。宝宝刚从妈妈的体内生出来,身体里还储存着一些可以维持生存的营养,并不是特别急于吃奶。这时父母千万不要慌张,因为产妇产后72小时内是泌乳过渡时期,泌乳量会有一个从少到多的过程。在宝宝出生后20~30分钟内,虽然妈妈奶水尚没有分泌,但仍需给宝宝喂奶。新生儿越早吸吮母亲的乳头,越有益于乳汁的尽早分泌。婴儿的吸吮可以强烈刺激乳头,引起妈妈的催乳反射、乳头勃起反射和泌乳反射,促进乳汁的分泌和排出。乳汁分泌不仅仅是个生理过程,妈妈们的心理状态也会影响乳汁是否顺利产出。宝宝的吸吮可以缓解妈妈的紧张和焦虑情绪,有助于促进妈妈宫缩,减少出血,加快产后恢复。同时,这也是宝宝学习吸吮的关键时期。在这时要通过早接触、早吸吮,才能做到早哺乳,成功地给婴儿建立母乳喂养。母乳喂养时妈妈对宝宝的照顾、抚摸、拥抱、对视、逗引以及宝宝对妈妈胸部、乳房、手臂等身体接触,都是对宝宝的良好刺激,可使宝宝获得满足感和安全感,促进宝宝大脑与智力的发育,也有利于宝宝心理正常发展。

母亲刚分泌的初乳含有大量免疫球蛋白、各种生长因子和抗感染物质,对宝宝健康生长非常重要,喝上初乳的宝宝一般半岁以内不太会生病。所以一定要让孩子吃到初乳,这是妈妈能给予新生宝宝最好的礼物。

4. 妈妈没有母乳，能直接用普通牛奶喂养宝宝吗

母乳是大自然唯一针对婴儿设计的食物，它和普通牛奶、羊奶之间有很大的差异。而婴儿配方奶粉是以婴幼儿营养需要和母乳成分研究资料为指导，用牛奶、羊奶或大豆蛋白为基础原料，经过一定配方设计和工艺而生产的，用于喂养不同生长发育阶段的宝宝。由于经过了一定的配方设计（食物成分调整和营养素强化），在婴儿喂养中，婴儿配方奶粉适当调整和改善了营养组成，如改变牛乳中酪蛋白的含量和酪蛋白与乳清蛋白的比例，补充乳糖的不足，以适当比例强化维生素 A、维生素 D、维生素 B_1、维生素 B_2、维生素 C、叶酸和微量元素铁、铜、锌、锰等，使各种营养素的含量、种类和比例接近母乳，更适合婴幼儿的生理特点和营养需要，比普通牛奶具有更强的营养优势。因此，妈妈没有母乳，婴儿不应直接用普通牛奶喂养，应该首选配方奶粉。但任何婴儿配方奶粉都不能和母乳相媲美，只能作为母乳喂养失败后的无奈选择，或母乳不足时对母乳的补充。

5. 宝宝一哭闹就一定是饿了，就应立刻喂奶吗

婴儿快速生长发育需要较大量乳汁来满足能量和营养需求，因此必须通过较高频率的摄乳，才能实现足量饮食。新生儿出生时具备了良好的哺乳反射反应和饥饿感知，随着成长和智力发育，婴儿的胃内排空后会通过身体活动、脸部表情、哭闹等行为来表现饥饿。婴儿饥饿的早期表现包括警觉、身体活动增加、脸部表情增加；婴儿饥饿的后续表现才是哭闹。饥饿引起哭闹时应及时喂哺，不要强求喂奶次数和时间，特别是 3 月龄以前的婴儿。婴儿生后最初几周内，鼓励妈妈每 24 小时进行 8~12 次喂养。婴儿生后 2~4 周就基本建立了自己的进食规律，家长应明确感知其进食规律的时间信息。随着月龄增加，婴儿胃容量逐渐增加，单次摄乳量也随之增加，哺喂间隔则会相应延长，喂奶次数减少，喂养次数可降至每 24 小时 8 次，最长夜间无喂养睡眠可达 5 小时，逐渐建立起规律哺喂的良好饮食习惯。

除了饥饿的表现外，婴儿胃肠道不适或其他身体不舒服，甚至婴儿情绪不佳也会表现出不同状态的哭闹。如果婴儿哭闹明显不符日常进食规律，应该首先排除非饥饿原因。非饥饿原因哭闹时，增加哺喂次数只能缓解婴儿的焦躁心理，并不能解决根本问题，应及时就医。

6. 营养强化乳制品可以替代婴儿辅助食品吗

婴儿生长发育十分快,代谢旺盛,需要足够的营养供给。添加辅食不仅可补充母乳中营养素的不足,还能增强宝宝的消化功能,促进婴儿神经系统的发育。另外,添加辅食还能培养婴儿良好的饮食习惯,最终达到断奶的目的。

婴儿满 6 个月后,不管是母乳喂养还是人工喂养,都应当添加辅助食品。随着宝宝长大,对各种营养素的需要量也要增加,仅靠母乳或人工喂乳粉,已不能满足身体对营养的需要。婴儿在 6 个月后,从胎儿期储存的一些营养素,如铁、锌等营养素基本耗尽。婴儿从 6 个月开始除了喂奶外,必须逐渐补充一些非乳类食物,如果汁、菜汁等液体食物,鸡蛋、米粉、果泥、菜泥等泥糊状食物。随着婴儿长大,可以逐步喂给软饭、烂面、小水果块、蔬菜等固体食物,这些食物统称为辅助食品。

营养强化乳制品,是指在不改变乳制品基本营养成分的条件下,按照《食品营养强化剂使用卫生标准》规定,在乳制品中添加氨基酸、脂肪酸、维生素、矿物质等食品营养强化剂的全脂乳粉、脱脂乳粉和全脂加糖乳粉等。营养强化乳制品虽有较高的营养价值,但其强化营养素的品种和数量均有限,营养不完全,不能满足婴儿满 6 个月后生长发育的需要。所以,营养强化乳制品不能替代婴儿辅助食品。

7. 枕秃和睡觉出汗是孩子的正常现象吗

枕秃的孩子后脑勺头发稀疏,枕骨的一圈头发很少,或者根本就不长头发,这种宝宝的头往往凹凸不平,头大,从前面看可能是一个方头,即前额有两个角,后枕部又有两个角,这些一般都是缺钙的体征。枕秃的发生也与出汗有关,因为睡觉时头部枕在枕头上,汗液不容易吸收、蒸发,影响局部头发毛囊的生长,头发失去养分就容易枯黄,失去水分容易脱落。而孩子睡觉出汗也是缺钙的一种早期表现,缺钙容易导致神经系统自我调节功能失常,自主神经异常,神经兴奋度增加,交感神经亢进,孩子出汗增多。如果孩子轻度出汗也可能是正常现象,因为孩子生长发育迅速,新陈代谢旺盛,体温高于成人,所以少量出汗也是正常现象。

因此,因缺钙原因出现枕秃和睡觉出汗的孩子,若钙摄入量不足,应多吃含钙量高的食物,如牛奶、酸奶、豆制品、海带等。同时补充维生素 D,可增强钙的吸收。必要时还可服用钙制剂。患儿要多参加户外活动,多晒太阳,也可促进体内维生素 D 的合成。

8. 婴儿多喝骨头汤能够预防缺钙吗

长时间煨煮骨头,并不能使其中的钙溶出。大部分人都认为骨头汤中一定含钙多,骨头中的钙可溶入汤中,多喝可补钙,其实并非如此。因为机体的钙主要和磷、镁等矿物质结合在一起,以较牢固的羟磷灰石形式沉积在骨骼和牙齿中,结构非常稳定,很难受到环境的影响而发生分解。有研究人员做了个实验,将 50 克骨头放在去离子水(纯水)中,不加醋,放在 1 500 瓦的电炉上煨汤,20 分钟后将汤倒出,再换上新的去离子水,再煨 20 分钟,然后再倒出汤换水煨,连续 3 次,最终得到的 150 毫升骨头汤中钙含量仅有 7 毫克 /100 毫升。而当地自来水中钙的含量为 4 毫克 /100 毫升。也就是说,高温、长时间煨煮出来的骨头汤中的钙,仅比自来水多一点儿。骨头汤煨到后来浓浓的,那是将骨髓中的脂肪给大量地煨出来了。煨出来的骨头汤越香,说明汤中的脂肪越多,因为脂肪有一种特殊的香气。而上面的那个试验已告诉我们,这种味道非常鲜美的骨头汤中,钙的含量却是非常低的。

用骨头煨汤时,即使加了醋,钙也不会大量溶出来。研究人员用 110 毫升醋(相当于总酸量 3.5 毫升)进行试验,加热 180 分钟后,500 克骨头煨出的 1 000 毫升汤中,钙的含量为 6 毫克 /100 毫升;如果再加压,钙的含量则为 21 毫克 /100 毫升(仍远低于牛奶中钙的含量——104 毫克 /100 毫升),但此时的汤,已酸得让人无法入口了。说明骨头汤中加入醋煨骨头中的钙也难以溶出。妈妈用骨头汤来为宝宝补钙,其结果自然也难以达到预期的结果。

9. 多吃菠菜能够预防和治疗婴幼儿缺铁性贫血吗

食物中的铁分为非血红素铁和血红素铁。非血红素铁,主要以三价铁离子形式存在于植物性食物中,这种形式的铁必须在胃肠道中还原成二价的亚铁离子后才能被吸收,因此其吸收受很多因素的影响,如饮食中含有较多植酸盐、草酸盐可与铁形成不溶性铁,从

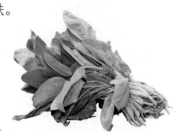

而降低铁的吸收。菠菜中含铁虽丰富,但为非血红素铁,吸收率较低,不易吸收和利用。而且菠菜中草酸含量很高,每百克菠菜中含 1 353 毫克草酸,草酸可与铁结合成不溶性铁,造成铁的吸收利用降低。可见,婴幼儿光靠吃菠菜来预防和治疗贫血,是达不到预期效果的。血红素铁主要来自动物血、肝、瘦肉等动物性食物,为二价的亚铁离子,不受草酸等抑制因素影响,能直接被肠黏膜吸收,所以多吃动物的血和肝脏,如猪血、鸭血、猪肝、鸭肝、鸡肝等,对于防治婴幼儿的缺铁性贫血更为重要。

10. 给宝宝的辅助食品一定要味道鲜美吗

宝宝的味觉、嗅觉在 6~12 个月这一阶段最灵敏。宝宝舌头上的味蕾分布比成人更广,味觉更敏感、更丰富,所以婴幼儿时期是味蕾发育和口味偏爱形成的关键时期。因此,在添加辅食时,宝宝通过品尝体验各种食物,可促进对多种食物味觉、嗅觉及口感的认知,以逐步适应和接受一些天然口味的食物,预防日后偏食或挑食。

其实,每种没有吃过的食物,对于宝宝来说都是新鲜的、好奇的,他们并不会天生就对某种食物或口味有什么“成见”。宝宝的食物要口味清淡,原汁原味,不能过甜、过咸或口味太重,这样的食物成人可能觉得不好吃,但更符合宝宝生理发育特点和科学喂养原理。因此宝宝的食物要注重保持天然口味,烹调时无需放味精、花椒等调味料,糖和盐也尽量少放或不放。宝宝的辅食应注意色和形的搭配,并不断地变换食物品种,增加宝宝对食物的兴趣,并促进宝宝的食欲。

如果家长在制作宝宝膳食时刻意追求以味美来促进宝宝食欲,与成人膳食一样,习惯性地加入许多调味品,往往会掩盖食物本身固有的味道,不利于宝宝尝试和习惯各种食物的味道。久而久之,宝宝会不喜欢原味食物,养成“口重”或有口味偏好和习惯。宝宝喜食口味重、过咸、过甜的食品,不但增加宝宝脏器的负担,还会增加成年期患高血压、肥胖、糖尿病等慢性病的风险。如果让宝宝从小体会并享受原汁原味的各种食物,养成清淡饮食的习惯,将会有利于宝宝一生的健康。

11. 婴儿食物越精细越好吗

这个问题不能一概而论。婴儿刚出生时,消化系统的功能尚不完善。但随年龄增长,牙齿萌出、唾液腺分泌增多、胃容量增加,婴儿消化能力逐步发育成熟。随着婴儿生长应及时添加辅食,辅食应从稀到稠,从细到粗全方位地增加营养。1~6月龄的婴儿,以母乳或配方奶粉喂养为主;7~12月龄的婴儿给予添加辅食,如半固体泥状食物(肉泥、菜泥、稀饭、饼干等),也称为过渡期食物,断乳食物。半固体食物有助于培养婴儿的咀嚼能力和吞咽能力。若家长担心宝宝消化不良,将所有的辅食绞碎后用奶瓶喂养,久而久之,会使宝宝的咀嚼能力得不到锻炼,更严重的会造成进食障碍,习惯于吃稀、烂的食物。所以婴儿食物不能太精、太细、太软。

婴儿进食行为既是一种自然的,也是一种习得的技能。进食技能的发育包括吸吮、吞咽、咀嚼。婴儿出生时吸吮是一种本能的进食行为。然而许多进食行为如咀嚼、吞咽及自我进食技能则是靠后天学习获得,并与消化系统的结构与功能发育密切相关。咀嚼是有节奏的咬、滚动、磨的口腔协调运动,在咀嚼食物过程中,既能嚼碎食物又能达到磨牙固齿的作用,同时可以促进消化液的分泌,有利于食物的消化吸收。因此,咀嚼动作是婴儿食物转换所必需的技能。

12. 能用食物作为奖励来增加宝宝的饮食乐趣吗

以食物作为奖励往往会使宝宝养成不良的饮食行为习惯。1岁以后,宝宝一般都会有不同程度的挑食现象。在这个阶段,爸爸妈妈如果以宝宝喜欢吃的某种食物作为奖励,鼓励宝宝听从父母的指挥,会促进宝宝对某些食物的偏爱,从而造成宝宝挑食、偏食的不良习惯。将宝宝的行为、情绪与食物奖励相联系,会鼓励孩子在没有饥饿的情况下进食,并使他们养成用食物来奖励或安慰自己的习惯。久而久之,孩子会把食物当成一种依赖,形成在高兴或者紧张、不顺心时就想吃东西的习惯,或指定要吃经常奖励的食品,不喜欢吃正常膳食的食物。

而用炸鸡腿、冰淇淋、油炸薯片等作为奖励食物更是不可取的。这些食物都是高能量、高脂肪食品,如果长期食用,不但因能量过剩而易造成肥胖,还会对健康产生其他不利的影响。

培养宝宝的饮食习惯应从1~3岁做起。在添加辅食阶段,父母要注意给孩子吃各种食品,尽量不放盐或少放盐,不用味精,使得孩子的味觉对很多食物都会去适应,培养起宝宝良好的饮食兴趣。对4~5岁的幼儿或学龄儿童要进行食物营养指导,告诉孩子牛奶等食物的营养和作用在哪里,吃了对健康有哪些好处等,让孩子了解食物,产生兴趣,乐意品尝和享用各种食物。

13. 偏食、挑食对孩子健康无大碍吗

在我们的膳食中,每种食物中营养素的种类和含量是不一样的。所以,《中国居民膳食指南(2016)》中第一条就要求"食物多样化"。只有通过每天吃多种食物,才能满足人体对营养的需要。如果偏食或挑食,摄入营养素的种类和量都会受到限制,造成某些营养素摄入不足或缺乏,严重者可致营养缺乏病。所以,偏食和挑食会影响营养状况和人体健康。

孩子挑食、偏食可破坏"平衡膳食"。因挑食、偏食易导致某些微量元素的缺乏。如果缺锌,会进一步促进挑食、偏食习惯的形成,造成恶性循环。因为锌是味蕾最重要的组成元素,能影响人体的味觉器官,缺锌会导致味觉器官功能异常,加剧对某些特殊食物的兴趣,甚至会引起"异食癖",即对正常食物无兴趣,喜食石灰、泥巴等异物。因此,家长为了孩子的健康,一定要注意培养孩子从小不偏食、不挑食的良好习惯。

14. 宝宝自己吃得慢,不如家长喂吗

婴儿期,是孩子的快速生长期和神经心理发育期,进食行为是从被动喂哺到主动进食的发展过程,逐步训练小儿使用餐具,从奶瓶向一勺子一碗筷的转换。在转换过程中,培养儿童的进食技能,由单纯的吸吮,向咀嚼、吞咽、手眼协调能力方面发展。

8~10月龄的婴儿已经出现主动抓握勺子进食、捧杯喝水的愿望,此时应鼓励和满足孩子主动尝试进食的意愿,提高其对主动进食的兴趣,较好地由被动进食向主动进食过渡。当宝宝吃饭时喜欢用手抓饭了,或已经会用杯子喝水了,或当勺子里的饭快掉下来的时候,宝宝会主动去舔勺子,这个时候,妈妈就可以着手教宝宝学吃饭了。用杯子喝水,用勺子吃饭,需要唇、舌、上下颌周围组织共同协调运动,并刺激吞咽动作的产生。但是,却有部分家长为了避免孩子自我喂食狼藉,而剥夺了儿童使用勺子、杯子自我进食的锻炼机会,打击了儿童主动进食的积极性,从而导致其主动进食进程的落后。

孩子开始使用餐具,动作显得笨拙和不协调,难免洒落,有时甚至吃进去

的很少而漏掉的更多,但这只是暂时现象。随着小儿神经、肌肉系统的发育成熟和不断的训练,抓握食物、手眼协调能力和用勺吃饭的能力逐步娴熟,自主吃饭也就水到渠成了。如果担心宝宝吃不饱,可以先给宝宝少量食物练习吃,余下的食物让父母喂。这样既让宝宝享受了进食过程的快乐,也保证了每餐的进食量。

父母最常见的喂养问题,是哄骗、威胁、强迫儿童进食。用玩具分散注意力,或在儿童进食时对其训斥,或儿童边玩边喂,或边吃边看电视等。还有就是剥夺孩子自己学吃饭的权利。如此不科学的喂养,会产生"喂养问题儿童",即让孩子在进食中产生"不良行为问题",如进食太慢、太少、不能咀嚼食物、将食物吐出来、拒绝张嘴、扔掉食物、拒绝吞咽食物、哭闹发脾气、离开饭桌、挑食甚至呕吐等现象。

15. 孩子多吃肉会更壮吗

《中国居民膳食指南(2016)》指出,2 岁以上健康人群应"适量吃鱼、禽、蛋、瘦肉"。《中国儿童平衡膳食算盘(2016)》中标出了儿童每天应摄入"畜禽肉蛋水产类 2~3 份"。在整体膳食结构中,动物性食物比例小,属于辅助性食物。膳食指南强调动物性食物摄入适量,既保障优质蛋白质摄入,还弥补了植物性食物中脂溶性维生素、维生素 B_{12}、锌、硒等微量营养素的不足,又可预防因动物性食物摄入过多所引起的心血管疾病以及某些癌症发生风险的提高。

孩子多吃肉会造成过多的蛋白质的摄入,对机体产生直接的危害。正常情况下,人体不储存蛋白质,所以必须将过多的蛋白质分解,产生尿素、肌酐、尿酸等代谢产物由尿排出体外。这一过程需要大量水分,从而增加肾脏的负担,若肾功能已经受损,则危害更大。孩子多吃肉还会导致过多的动物脂肪和胆固醇的摄入,给孩子带来许多不良的健康影响,导致肥胖,增加成年后血脂异常、高血压、糖尿病、心血管疾病等的患病风险。过多动物性蛋白质的摄入,也会造成含硫氨基酸摄入过多,加速骨骼中钙的丢失。所以,要注意给孩子适量吃肉,不是越多越好。

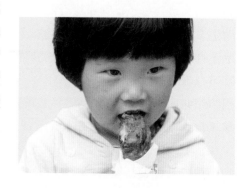

16. 孩子多吃洋快餐真的无妨吗

许多人认为洋快餐既营养又好吃,常把洋快餐作为美食犒劳自己、朋友或孩子。殊不知洋快餐虽有营养但并不符合平衡膳食的要求。油炸鸡腿为高蛋白、高脂肪食品,汉堡包中虽夹了蔬菜叶,但量甚少,只是起到些点缀作用,膳食结构并不合理。洋快餐营养搭配方面普遍存在"三高"(高蛋白、高脂肪、高能量)和"三低"(低维生素、低矿物质、低纤维素)的弊端。经常吃洋快餐容易导致能量过剩,增加肥胖的风险且造成某些营养摄入不足。所以,洋快餐的营养并不理想,不宜经常吃。

研究发现,在洋快餐中的炸薯条等食物中丙烯酰胺含量较高。丙烯酰胺对人体可产生毒性危害,尤其是对神经和生殖功能具有较强的毒性作用。洋快餐中的炸鸡腿等食品由于经高温油炸,可产生一种强致癌化学物质"3,4-苯并芘"和杂环胺类物质,尤其经反复油煎炸的鸡腿、薯条等食品中其致癌物质含量更高。许多洋快餐含糖精、味精较多,经常食用对健康不利。

近年来,已有孩子的家长,控告洋快餐中的各种食物脂肪量和能量过高,造成了无数肥胖的小孩。儿童期肥胖对成年后健康的危害很大,肥胖可导致血黏度增加,血压增高,增加心血管疾病的危险性;肥胖儿童还可因生长激素、泌乳激素等内分泌激素紊乱,诱发糖代谢异常,增加患糖尿病的风险及影响免疫功能。

17. 家长能用饮料代替饮用水给孩子喝吗

有些宝宝不喜欢淡而无味的白开水,家长为了让孩子摄入足够的水分,就纵容宝宝喝饮料,甚至有的家长认为这样不仅给孩子补充了水分,同时还增加了其他一些营养素,这一错误认识会给孩子的身体发育带来非常不好的影响。大多数饮料都是含糖饮料,包括可乐、茶饮料、果汁饮料等,一般是以糖、香精、色素加水制成,有些饮料中还加有咖啡因。尽管饮料喝起来口感清爽甜美,但常喝会影响孩子的健康。

经常喝这些饮料对孩子的危害主要有:①吃饭时喝较多饮料,会降低胃酸的浓度,小苏打也会中和胃液,影响食物的消化和吸收。另外,咖啡因会刺激胃肠道,长期过量摄入还会导致慢性胃炎;②含糖饮料中糖含量过高,常喝会造成能量过剩,引起肥胖;③饮料中的糖和碳酸饮料中的酸性物质会导致牙齿保护外层被腐蚀,从而使牙齿变脆弱,容易患龋齿;④饮料中的咖啡因、碳酸可增加尿钙排泄,会影响骨骼的正常生长发育;⑤有些饮料中含有人工合成的色素、香料、甜味剂和防腐剂,会增加孩子脏器的负担,影响孩子正常的新陈代谢。

白开水才是孩子最好的饮料,因为白开水最解渴,它进入人体后最易透过细胞膜而迅速被机体吸收与利用,并促进机体的新陈代谢,帮助机体排泄废物,同时不会增加脏器的负担。家长应以身作则养成良好的饮水习惯,并告知孩子多喝含糖饮料对健康的危害。同时家里常备凉白开水,提醒孩子定时饮用,家中不购买可乐、果汁等饮料,避免将含糖尿饮料过量提供给儿童。由于含糖饮料对儿童有着较大的诱惑,许多孩子容易形成对含糖饮料的嗜爱,应给予正确引导。家庭自制的豆浆、果汁等天然饮品可适当选择,但饮后需及时漱口,以保持口腔卫生。

18. 宝宝因过量食用零食而影响正餐的行为可取吗

一日三餐之外的所有少量食物,都称为零食。吃零食被认为是一种生活享受,可以缓解压力、放松情绪,但是,如果吃过多零食或用零食代替正餐,就会对健康带来危害:①零食的营养价值不如正餐均衡,如果用零食来代替正餐,会出现消瘦;②不停地吃零食,会让肠胃过累,造成消化功能紊乱;③吃过多膨化食品、油炸和过甜的食品,因含有较多的脂肪和能量,会增加肥胖的危险;④吃零食不及时漱口,容易产生龋齿;⑤许多零食含盐量较高,常吃会增加患高血压的危险。

贪吃零食是儿童不良饮食行为的突出表现,绝大部分孩子都有这个天性。水果、饼干、糖果、点心、膨化类食品都是孩子常吃的零食,但如果抱着零食不放,就会影响正餐的食欲,容易引起消化不良。当然,零食也不是完全不能吃,对于生长迟缓的孩子,在两餐之间吃点零食,补充体内营养成分,尤其是上学的孩子在两餐之间可以吃一些零食。

健康吃零食有3个原则:①适量,不妨碍正餐;②适时,吃零食与吃正餐之间至少相隔2小时左右,看电视时不吃零食,晚上睡觉前半小时不要吃零食;③选营养价值高的食物,要选择营养价值高、新鲜、天然、易消化的食品。奶类、蔬果类,还有坚果类,很有营养。少吃油炸、过甜、过咸的零食。

19. 饮食过量会伤害孩子的大脑吗

　　饭后想睡觉,是机体的一种自我保护状态。吃多了想睡觉,这其中与两个原因有关,一是生理性的,人吃饱饭后,大量的血液流入到胃肠道,有助于消化器官消化食物。这样流入大脑的血液就减少了,如果大脑缺血,就会处于缺能量和缺氧的状态。大脑活动会受到一定的抑制,其表现是头脑昏沉,想睡觉。随着食物消化完毕,血液带着消化后产生的能量和营养物质进入大脑,大脑活动随之活跃并高效率地工作。

　　另一个原因与孩子吃的食物有关,大脑的能量来源需要葡萄糖,而碳水化合物也称"糖类",可为大脑提供能量。我们吃的主食如米、面等谷类食物,其成分主要为淀粉,属碳水化合物,是人体最经济且最主要的能量来源。它占人体所消耗能量的60%~65%,维持人体各种生理活动,更为重要的是大脑神经系统能量只能利用葡萄糖作为能源。所以,摄入能量少了会导致血糖偏低,大脑供能不足,出现头晕或想睡觉状态。如果宝宝吃大量鱼、肉等荤菜,而且吃大量的油脂食品,虽然脂肪和蛋白质可提供能量,但不能像葡萄糖一样直接提供大脑活动消耗所需的能量。所以,宝宝只要科学饮食、合理搭配、平衡膳食就可以避免上述症状的发生。

20. 孩子胖一点更健康吗

　　虽然胖小孩看起来招人喜爱,白白胖胖的小孩也常常是许多家庭的期盼,其实,这并不是福,而是一种不健康的隐患。

　　肥胖不仅仅影响成人健康,童年期肥胖也同样对儿童健康造成损伤。儿童肥胖可以产生各种症状及疾病,肥胖儿童往往多汗,容易患粉刺、毛囊炎,在皮肤褶皱处特别容易发炎。特别肥胖的人在走路时双腿内侧相互摩擦,引起皮肤破损和发炎。体重增加到一定程度还会使一些关节,如膝关节、踝关节等处磨损,甚至撕裂,可引起前臂骨折、扁平足及骨骼变形。由于行动迟缓,容易遭受各种外伤。肥胖儿童的体质也较差,容易得感冒和肺炎。肥胖儿童可发生胆石症。脂肪肝的发生率很高。还可出现呼吸系统问题,睡眠时呼吸通气不爽,严重时发生呼吸暂停,有人会有哮喘。肥胖儿童可以较早出现心血管系统问题,出现血压偏高、血脂异常,有凝血倾向。肥胖还严重影响内分泌系统功能,是糖尿病的一个危险因素。此外,肥胖儿童容易发生性早熟,女孩出现多囊卵巢综合征,男孩可出现性发育滞后。重度肥胖儿童还可出现皮肤色素沉着。同时肥胖儿童还会对他们的心理产生影响,表现为自尊心降低、压抑、孤独、沮丧,抑郁症的发病风险更大。

控制孩子的体重,应鼓励孩子建立健康的饮食习惯,每天为孩子准备健康的一日三餐饭菜,要让孩子吃好早饭,少吃洋快餐,要经常提供水,少喝饮料;鼓励或带着孩子一起进行锻炼,也可以带着孩子一起做家务,还要减少孩子坐着不动的娱乐时间,控制孩子看电视以及玩电脑或游戏的时间,帮助孩子发现更多乐趣和爱好。

八、人群营养——
孕产期营养

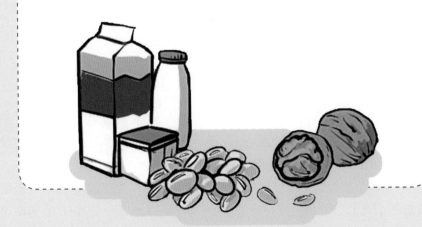

1. 在孕期不宜控制体重,否则营养跟不上,容易导致胎儿营养不良吗

孕妇适宜的体重增加是孕育健康宝宝的基本保证。有人认为孕期不宜控制体重,否则营养跟不上,导致胎儿营养不良。其实,孕期控制体重的前提是保证多样化的膳食和均衡营养,既满足胎儿发育需要,又不让自己过度发胖。符合这两个前提,是不会导致胎儿营养不良的。在孕期不宜减肥,但应控制体重增长在 10~15 千克较好。如体重过度增长容易导致胎儿过大,增加妊娠期糖尿病及妊娠期高血压疾病的发生率;还会影响分娩,甚至迫使孕妇进行剖宫产。

所以,孕妇需要每周称量和记录体重,根据体重的增减调整食物摄入量。

孕期控制体重要讲究方法,主食可选一些膳食纤维含量高的、升糖指数较低的谷豆类代替一部分精白米面,如燕麦片、小米等;肉类选择高蛋白低脂肪的,如鱼虾、瘦牛肉等,尽量少选五花肉、肋排等高脂肪肉类;奶类最好选低脂牛奶或酸奶;蔬菜中高淀粉的根茎类如土豆、芋头等适当少选,宜多选绿叶蔬菜;水果最好选择低糖分的,如柚子、脆桃等,高糖分水果如香蕉、桂圆等应控制食用量,每天不宜超过200克;忌食含糖饮料、精制甜点等;多用清蒸、凉拌、炖煮等烹调方式代替油煎、油炸等;晚餐不宜过于丰盛。参加运动,每天散步保证 1 小时左右,做力所能及的家务劳动。

通过以上方式控制孕期体重增长是合理而有效的,胎儿也可以得到充分的营养。

2. 孕期不能多运动,要休息好才能保胎养胎吗

多年来,"怀孕要补,孕妇要养"的观念深入人心,父母对怀孕的女儿、媳妇告诫最多的就是吃好和休息好,这是不对的。俗话说,生命在于运动,对孕妇来说是两条生命,意义格外重要。

怀孕是一个自然的生理过程,孕期进行适当的运动能促进孕妇消化、吸收功能,给肚子里的宝宝提供充足的营养,有充足的体力顺利分娩;适当运动可以促进母体新陈代谢和血液循环,提高血液含氧量,消除身体的疲劳和不适;孕期运动能刺激胎儿的大脑、感觉器官、平衡器官以及呼吸系统的发育。所以,孕期适当运动,非常有助于母子双方健康。

当然,孕期也有合适的运动时期及适宜的运动方式;例如怀孕前 3 个月胚胎尚未稳固,不宜多运动,怀孕第 4~7 个月是孕妇最适合运动的时期,应循序增加运动量。怀孕 7 个月后也可适当运动,但运动的时间要越来越短,动作要越来越轻柔。孕期适宜的运动方式有散步、游泳、孕妇体操等。

孕期运动适合大部分正常妊娠的孕妇,但有小部分孕妇存在各种妊娠期的不适现象或并发症时,则不适合孕期运动,如胎位不正、前置(低置)胎盘、不良孕产史及保胎史、已有腹痛、出血征象、心脏病史、妊娠期高血压疾病(或慢性高血压)、耻骨联合分离、宫颈环扎术后、多胎妊娠等。如果运动后有轻微腹痛或者阴道出血的话,建议孕妇就不要再做运动并马上到医院就诊。

3. 孕期多喝骨头汤可以补钙吗

人们常常认为吃什么补什么,比如核桃长得像脑组织,所以吃核桃补大脑,而骨头最坚硬,所以吃骨头可以补骨头。所以,当孕妇出现腰酸背痛、腿抽筋等缺钙症状,家人常会煲一锅浓浓的骨头汤给孕妈妈喝。

骨头汤里含有一定量的胶质、脂肪等,适当吃点对人体健康还是有益的,但是单纯靠骨头汤来补钙,能达到补钙的目的吗? 骨头里的钙属于羟磷灰石成分,很难溶于水,好比把石头放到汤里煮,石头里的钙也很难溶入水中。有人说那在骨头汤里加些醋,或者用高压锅炖是不是促进钙的溶出呢? 有专家做过实验,将两份大约为 500 克的猪排骨,一锅加水,一锅加水和适量的食醋,用高压锅炖 30 分钟后,送到食品药品研究院检测,报告显示,加醋骨头汤钙含量为 43 毫克 / 升,而不加醋的骨头汤钙含量只有 11 毫克 / 升。同样 1 升牛奶钙含量可达到 1 000 毫克,孕中后期每天需要 1 000 毫克钙,靠骨头汤来补钙的话,一天就得喝至少 20 升,几乎不可能实现。

其实,熬煮时间越长的骨头汤,溶在汤里的脂肪和嘌呤含量越高,孕妈妈多喝骨头汤,更容易导致血脂高,体重过度增加。

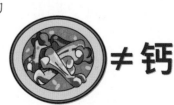

那孕妈妈怎样补钙更加靠谱呢? 举个简单的例子,要想达到 1 000 毫克的每天钙摄入

标准,每天要喝500毫升牛奶,100克老豆腐,虾皮5克,鸡蛋50克,绿叶蔬菜200克,鱼类100克,以上组合搭配起来刚好达到1 000毫克的补钙要求。

4. 孕期要多吃水果,这样营养好,孩子皮肤白吗

俗话说,一白遮百丑,白白净净的宝宝总是惹人喜欢。有孕妇为了生下皮肤白净的宝宝,几乎把水果当饭吃,这种饮食是极不科学的。

事实上,宝宝的肤色不会因为孕期多吃了水果就能变白,更大程度受遗传因素决定。一般来说,父母双方皮肤都很白的话,孩子基本上也不会黑。假如父母中有一方皮肤黑,孩子肤色黑的居多。

水果中主要含水分,约占90%,含有一定量的碳水化合物、无机盐类和维生素。准妈妈适当吃些水果,可以减轻妊娠反应,促进食欲,对胎儿的健康成长有好处。

不过孕期大量吃水果是有隐患的,一方面,水果的营养不够全面,其蛋白质含量微乎其微,矿物质含量不如根茎绿叶类蔬菜,长期依赖水果作为主要的食物来源会产生不少弊病,如贫血、缺钙等。另一方面,水果中含有大量的果糖、葡萄糖、蔗糖等,这些糖类很容易消化吸收,如果消耗不掉,极易转化成中性脂肪,引起体重迅速增加。有的孕妇嗜吃水果,甚至一周体重长两三斤,远远超出了每周400~500克的正常标准。近年来临床观察发现,孕妇过量食用水果,有诱发妊娠期糖尿病发生的趋势。

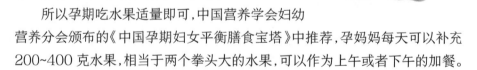

所以孕期吃水果适量即可,中国营养学会妇幼营养分会颁布的《中国孕期妇女平衡膳食宝塔》中推荐,孕妈妈每天可以补充200~400克水果,相当于两个拳头大的水果,可以作为上午或者下午的加餐。

5. 控制孕期高血糖,就意味着少吃主食,而且越少越好吗

近年来,随着生活水平提高,活动量减少,饮食过于精细化,以及高龄孕妇的增多,妊娠期糖尿病已经成了一个孕期的常见病及多发病。

一旦被确诊为妊娠期糖尿病,有些孕妈妈特别紧张,为了血糖达标,每餐主食只吃小半碗,甚至有些不吃主食,只吃蔬菜肉类。这些妈妈主食少吃了以后,血糖看似达标,但也蕴藏着风险。因为胎儿的发育是需要糖分的,而主食富含碳水化合物,在肠道内经消化后以葡萄糖的形式被机体吸收,经血液循环,胎盘脐带转运被胎儿所利用。为保证胎儿正常发育,每天必须摄取至少 130 克碳水化合物,相对于 150 克米或面食,或者 550 克薯类、鲜玉米等。当孕妇主食摄入不足时,就会动员体内脂肪分解产生能量供应母子双方。而脂肪酸不完全分解会产生酮体,过高的酮体可通过胎盘进入胎儿体内,进而损伤胎儿的大脑和神经系统。

所以,孕妈妈并不能一味控制主食,而是有选择地吃主食,比如可选一些膳食纤维含量高的,升糖指数较低的谷豆类主食代替一部分精白米面,如玉米、荞麦、燕麦、小米、红豆、绿豆等。应注意尽量不要食用熬煮时间过长或过细的淀粉类食物,如大米粥、糯米粥、藕粉、土豆泥、烤山芋等。因为熬煮时间越长,淀粉糊化转变为糊精的程度越大,升糖指数越高,食用后越容易升高血糖。

6. 宝宝出生体重越重越健康,越好带吗

民间常有这样的说法,孩子大一点生出来越健康,越好带。加上近年来生活水平提高,营养供应充分,很多地区巨大儿(即出生体重≥4 000 克)的出生率一直在 10% 左右,与民间的错误观念不无关系。

从医学角度讲,新生儿体重在 2 500 克以上即为正常,一般在 3 000~3 500 克较好。如胎儿过大,首先会增加孕产妇的负担,孕妈易出现呼吸困难、下肢水肿、静脉曲张、耻骨联合分离等不适症状;产妇在分娩时因胎头过大,会阴产道可发生严重撕裂伤,严重时可发生子宫破裂;分娩困难造成产程延长,加之子宫过度膨胀,子宫肌纤维过度伸展而发生子宫收缩不良,可致产后大出血。

对于巨大儿来说,在分娩时由于身体过胖、肩部过宽,通常会卡在骨盆里,勉强的牵拉过程易引发骨骼损伤,有时因为时间的延长,还会发生窒息,甚至死亡。在处理过程中发生新生儿臂丛神经麻痹、面神经麻痹等,严重的可能导致终生残疾。出生后巨大儿还容易发生低血糖、红细胞增多症、高胆红素血症和其他疾病。

此外,胎儿越重,自身脂肪细胞越多,很容易在童年或者青春期发胖,在成年期发生糖尿病、高血压、高血脂的比例也比出生体重正常的孩子高很多。

防止巨大儿出生的关键在于营养均衡不过量,孕妇体重增加过快时(如后期每周超过 500 克),即应控制脂肪与甜食的摄入量,以防能量过剩,产出巨大儿。

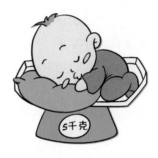

7. 燕麦、木耳、海带有滑胎作用,孕妇不能吃吗

滑胎,是中医的一个概念词,指自然流产连续 3 次以上者,西医的说法即是习惯性流产,最常见的原因是胚胎染色体异常;其次是女性的内分泌异常或者子宫肌瘤等;此外还有受精卵质量差,也会发生胚停或流产。

这些主要因素和食物没有太大关系,孕妈妈在食物选择上没有那么多所谓的禁忌。燕麦、木耳、海带有滑胎作用,没有科学的依据。燕麦、木耳均属于平性食物,海带属于寒性食物;平性食物适用于任何体质的人食用;寒性食物适用于上火的人食用,这类人常表现为血热烦躁、目赤便秘、喜冷怕热。

孕妈妈怀孕中后期食欲好转,基础代谢率上升,大部分妈妈特别怕热,这种状态下适当吃点燕麦、木耳、海带是完全没有问题的。

燕麦富含蛋白质、维生素及膳食纤维,尤其是含有葡聚糖,煮出来很黏稠,具有降血脂、降血糖、高饱腹的效果。适合"三高"的孕妇食用。木耳富含铁质、木耳多糖和水溶性膳食纤维,且有一定的抗凝作用,具有食物中的"阿司匹林"美称,对于"三高"、贫血以及血液黏稠度过高的孕妇都比较适用。当然,孕妈妈有出血倾向时不要食用。海带富含碘,碘是促进胎儿体格智力发育的重要微量元素之一。孕妇在孕期的每天碘的需求量比普通女性几乎高 1 倍,建议孕妈妈一周最好食用 1~2 次富含碘的海产品,如海带、紫菜等,均能补充足量的碘。

8. 为了方便,孕妇复合维生素片、钙片、铁剂等可以饭后一起吃吗

随着生活水平的提高,营养补充的意识增强,不少孕妈妈成了"药丸族",

为了方便,很多孕妇把复合维生素片、钙片、铁剂等放在一顿饭后一起吃。

这样的吃法看似便捷,却可能导致营养素在体内吸收时互相干扰,影响效果。钙和铁在小肠内吸收的时候,都是以二价阳离子的形式,通过小肠绒毛膜下的二价金属离子转运蛋白介导完成,两者互相竞争。口服的钙剂和铁剂,由于钙是常量元素,摄入量动辄数百毫克,而铁是微量元素,摄入量数十毫克而已,两者竞争的结果往往是补钙会抑制铁吸收。因此,当两者共同摄入时,我们更担心钙对铁吸收的抑制作用。

所以铁剂可以在早餐后服用;钙剂可以在中餐或者晚餐后,钙铁的补充最好间隔3小时以上。如果临睡前没有喝牛奶习惯的话,钙剂也可以睡前服用,这样夜间吸收更好,也可以缓解因为夜间血钙下降而带来的腿抽筋问题。

很多复合维生素矿物质补充剂中既有铁又有钙,会不会互相干扰？ 一般来说此类产品中钙含量一般较低(100~200毫克),对铁吸收的抑制作用较弱,无需担心。此类补充剂中还有锌、铜、硒等微量元素,服用时也不要同时服用钙剂,以免影响微量元素的吸收,但是维生素矿物质片可以和铁剂同服,维生素片中的维生素 A、叶酸、维生素 B_{12}、维生素 B_2、维生素 C 等营养素对铁的吸收起到重要协同作用,反而促进铁的吸收。

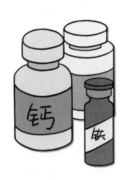

9. 孕妇吃鹅蛋、玉米须水、绿豆,宝宝喝黄连水可以去"胎毒"吗

有不少孕妈妈在孕晚期都在被逼着忙活一个工作——去"胎毒"。民间流传着各种各样的去胎毒偏方,给孕妇吃鹅蛋、玉米须煮水喝、绿豆老鸽汤等。还有的居然给出生3天内的宝宝喝熟大黄熬的水……简直五花八门,南北方地区差异,延伸出来的偏方也不尽相同。

其实,西医没有胎毒这种说法,更是从来没有关于"清胎毒"的建议。那么,胎毒真的是一种"毒"吗？怎么产生的？关于胎毒,《幼幼集成》中有这样的记载:"凡胎毒之发,如虫疥、流丹、湿疮、痈疖、结核、重舌木舌、鹅口口疮,与夫胎热、胎寒、胎搐、胎黄是也。"其实,这些症状用现代医学的知识解释非常简单,无非是新生儿容易出现的乳痂、婴儿痤疮、湿疹、鹅口疮、黄疸等,并不是什么孕期带来的"胎毒",更不是可以用所谓的"去胎毒"偏方就能够避免的。

前面我们提到了一些民间流传的给孕妈妈"去胎毒"偏方，包括玉米须、鹅蛋、绿豆等，这些东西只要不是天天吃也还有情可原，毕竟是含有营养价值的。

但是，还有很多涉及到中药"去胎毒"的小偏方，这些偏方食用后，药物的毒素很可能停留在体内，损伤肝肾，对孕妇健康带来隐患。

一些给小宝宝吃的中药偏方更不可取！是药三分毒，肠胃消化系统还不完善的婴儿，服用后很可能对身体造成危害。

10. 生完孩子，产妇需要尽快喝猪蹄汤、鲫鱼汤发奶吗

现在都提倡母乳喂养，所以心急的妈妈在生完孩子前两天，就迫不及待地喝上猪蹄汤、鲫鱼汤等进行发奶。殊不知，这样的催法容易催出问题。

妈妈从阵痛到分娩结束，可能会经历10来个小时，体力消耗很大，肠胃功能也会减弱，此时喝油腻的荤汤，往往会出现腹泻或者消化不良等肠胃不适的现象。

此时妈妈的乳腺管未完全畅通，如果催乳汤一喝，乳汁中的脂肪颗粒含量增多，乳汁变得黏稠，很容易堵塞乳腺管，造成乳汁淤积，局部红肿痛热，甚至导致乳腺炎发作，妈妈高热不退，严重者患处溃烂，催奶不成反倒不得已断奶。

产后最好的催乳方法就是让宝宝多吸吮，通过频繁吸吮妈妈的乳头和乳晕区，刺激母体分泌泌乳激素，促进乳汁分泌。建议产后的妈妈在分娩后的头两天，应该吃些容易消化、富有营养又不油腻的食物，以流质或者半流质为宜，如小米粥、藕粉、鸡蛋羹、馄饨等。剖宫产的妈妈，术后6小时内平卧、禁食，6小时后可进食流质如米汤、面汤、菜汁、萝卜汤类，不要吃牛奶、豆浆、过甜的食物，以免引起胀气；肠道排气后可进食半流质如粥、面条、鸡蛋羹，2~3天后可以正常饮食。

一开始催乳可以吃些素食也有和缓的催乳作用，比如黑芝麻粥、赤小豆花生粥、酒酿鸡蛋汤、丝瓜鸡蛋汤。

11. 产妇在月子里一定要大补，身体恢复才快吗

十月怀胎，一朝分娩，中国人对坐月子格外重视。老观念认为，坐月子一

定要大补,吃得越多营养越好,身体恢复越快。所以产妇在坐月子,都被填鸭式喂养,天天荤汤不断;鸡蛋吃上 10 来个。一个月子很多妈妈吃胖一圈,还吃出了"三高"。这种坐月子的传统其实是营养误区。

首先,吃得越多并不代表营养越好。比如蛋白质过多,可至食欲缺乏,大便干燥,过多的蛋白质进行脱氨分解,加重肝肾代谢负担;脂肪过多会造成腹泻、肥胖、导致高脂血症;糖过多加重胰岛的负担;维生素 A 过多易造成头痛、呕吐、脱发;铁过多会造成腹泻、肝硬化、皮肤色素沉着等。

其次,坐月子大补不仅造成生育性肥胖,给产后体型恢复带来困难,而且还容易引起机体代谢紊乱,给将来的慢性代谢性疾病,如糖尿病、高血脂、高血压、胆石症等埋下病根。

因此,产后月子期间也要合理营养,注重平衡膳食,不宜大补。根据《中国哺乳期妇女膳食宝塔(2016 版)》,建议乳母的每天平衡膳食组成:粮谷类300~350 克(包含全谷类、杂豆、薯类);蛋类 50 克;大豆类 25 克(约小半块豆腐或两块豆腐干或一杯 300 毫升豆浆);坚果 10 克;鱼、禽、畜肉 150~200克(每周吃 1~2 次动物肝脏);奶类 300~500 克;蔬菜 400~500 克(绿叶蔬菜和红黄色蔬菜占 2/3 以上);水果 200~400 克;烹调用油 25~30 克,加碘食盐 <6 克。

12. 坐月子期间不能吃蔬菜,不然孩子吃妈妈奶会拉肚子吗

很多老人家认为蔬菜寒凉,产妇坐月子不能吃,不然奶水偏凉性,孩子吃妈妈奶会拉肚子;妈妈还会落下月子病,如腰酸、身体虚弱和患胃病等,因此,有些产妇连吃一个月的荤菜,导致口腔溃疡、牙龈出血、腹胀便秘,精神情绪都不好。坐月子不能吃蔬菜,这是个营养误区。

首先造成宝宝拉肚子的原因很多,比如病毒、细菌感染,还有些先天乳糖不耐受的宝宝,肠道中缺乏分解乳糖的乳糖酶,所以不管对于妈妈奶还是婴儿配方奶粉,只要其中含有乳糖都会引起宝宝不能消化吸收,而导致腹泻。不能因为妈妈吃了蔬菜,宝宝就会拉肚子,所以这种说法并不正确。

蔬菜营养丰富,俗话说:三天不吃青,肚里冒火星。说明蔬菜是人体每天必需的食物。中医把食物分为寒、凉、温、热等属性。如刀豆、扁豆、香菜、辣椒、南瓜、蒜苗、蒜薹为温热性,青菜、芹菜、冬瓜、生白萝卜、苦瓜、生藕、莴笋、

茭白、慈菇、海带、竹笋为寒凉性,而卷心菜、番茄、豇豆、花菜、绿花菜(花椰菜)、山药、芝麻、胡萝卜等为平性食物。

现代营养学却没有这样寒热的区分,而强调食物的多样化和食物的相互搭配,比如深色蔬菜中含有更多的胡萝卜素,酸性水果中含有更多的维生素C,合理搭配食用,才能使身体得到均衡充足的养分。

产妇因为身体素质差异很大,而且在食物的选择上各有习俗偏好,所以没有必要千篇一律地要求产妇只吃温热食品,而拒绝寒凉食物。对于产后体虚气虚的产妇,可多食用些温性或平性食品,而产后高热或发生乳腺炎、乳汁淤积的产妇反而要吃些滋阴清热的凉性蔬果。有些蔬菜,产妇吃了感觉不舒服,可以减少食用,也可停用,更换为营养价值相近的蔬菜。可以将蔬菜炒熟或做成汤羹类,不要吃凉拌菜,开始时一次进食量不要太多,逐渐加量,达到每天进食 0.5~1 斤蔬菜量。

13. 坐月子可以多吃鸡蛋,帮助身体恢复吗

鸡蛋作为营养品之一,恐怕是新妈妈吃得最多的东西了,什么红糖鸡蛋、鸡蛋挂面、酒酿鸡蛋汤,有些地区坐月子产妇得吃几百个鸡蛋,说是鸡蛋营养丰富,多吃可以帮助身体恢复。但是鸡蛋吃这么多真得好吗?曾经就有产妇产后大量吃鸡蛋导致"蛋白质中毒综合征"的新闻报道。

这是因为产妇胃肠消化、吸收功能在产后是减弱的,如果这时大量进食鸡蛋等高蛋白食物,大量蛋白质堆积在胃肠道内,会异常发酵腐败,分解并产生大量的氨,过高的血氨会导致头晕、昏迷。同时,未完全消化吸收的蛋白质会分解并产生大量有害的羟、酚、吲哚等毒素,对人体的毒害作用极大,表现为腹部胀闷、恶心、四肢疲乏无力的症状,严重者则出现病情加重、休克昏迷。此外,蛋黄中含有较高的脂肪和胆固醇,每个鸡蛋胆固醇约为300 毫克,一般成人一天吃 1~2 个鸡蛋即可。

因此,过多地食用鸡蛋而忽略其他营养素的摄入,可引起消化功能紊乱和身体的生理机能失调。所以,产妇每天以 1~2 个鸡蛋为宜,另外食用其他易消化且营养丰富的食品,如米饭、面条、肉食类、鱼、蔬菜水果等,这样既可以保证营养的供给,又可以调节产妇的食欲。

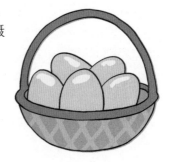

14. 产妇应多喝红糖水,可以补血,还能帮助去除恶露吗

民间传统观念认为,产妇要多喝红糖水,可以补血,还能帮助去除恶露。有些家庭给产后妈妈几乎顿顿都有红糖、红糖鸡蛋汤、红糖小米粥等,红糖简直成了产后饮食标配。每百克红糖中含钙157毫克,含铁2.2毫克,均为白糖的3倍以上。从中医的角度来说,红糖性温,有益气活血化瘀的作用。因此产后适量喝些红糖水,不但可以补铁,还有利尿、促进恶露排出、子宫恢复等功效。但如果食用红糖过量,会使子宫蠕动、收缩增强,不利于伤口的修复,特别是容易引起血性恶露增多,造成失血,从而引起贫血。因此产妇食用红糖不要过频过量,每天最好不要超过20克,一般服用时间以7~10天为宜。

另外,建议产妇不要局限于某一种补血食材,可以吃一些红枣、猪肝、瘦肉、阿胶等都有一定的补血功效,不仅营养好,而且更安全,都可以替代红糖。如果让产妇在坐月子的时候,刻意大吃红糖,容易导致产妇过多地摄入糖分和能量。

此外,红糖是粗制糖,杂质比较多,最好在饮用前煮沸,过滤,除去杂质,以免引起消化道疾病。

对于有妊娠期糖尿病的产妇,最好在产后不要食用红糖,以免造成产后血糖过高。可以服用一些生化汤或者山楂水帮助恶露排出。对于剖宫产的妈妈,红糖水不宜喝得过早,应该等到排气后再少量服用,以免引起胀气。

15. 产妇饮食要清淡,菜中、汤中不能放盐吗

民间有一种传统的说法,产妇在坐月子乃至哺乳期间不能吃盐,吃了产妇容易回奶,容易产后水肿。这样一来,有些地方产妇的菜肴里甚至一点盐都不放,弄得产妇没了胃口,食欲缺乏,营养缺乏,反而影响了产妇泌乳。

盐吃多了不好,如果产妇每天的盐量摄入过多,就会加重肾脏的负担,还会使血压升高。这是人们都知道的,但也决不能不吃或吃得太少。

因为产妇的新陈代谢较旺盛,每天大量的产褥汗排出的不仅有水分,还有盐分,盐中含有人体内必需的物质——钠,如果人体内缺钠,就会出现低血压、头昏眼花、恶心、呕吐、无食欲、乏力、容易疲劳等。所以人体内应该保证一定的钠平衡。如果烹调时一点盐不放或放得过少,就可能引起电解质的紊乱。

至于食盐的量应根据具体情况而定,如在夏天"坐月子",汗出得相对较多,食盐量应相对多一些;如产妇水肿明显,产后最初几天以少放为宜,待水肿消退,则可恢复正常,一般来说,以每天5~7克食盐量为宜。此外,调味品中的葱、姜、蒜等温性调味料可促进血液循环,有利于淤血排出体外,也可少量放一些。

16. 坐月子不能多喝水和稀饭,以免引起内脏下垂吗

最近有些宣传说产后不能多喝水和稀饭,否则会引起内脏下垂等后果。这种说法是无科学根据的。

稀饭是用大米或小米或者其他的谷类加较多量的水熬煮而成,因为炖煮时间较长,米中的淀粉已经糊化了,很容易消化吸收,对产后妈妈来说,此时胃肠功能较弱,吃点粥或者稀饭再合适不过。煮粥应加水适当,黏稠度适中为宜,而且应该煮大约2小时,米烂均匀较好,如果煮的时间太短,米还是成粒像米饭样,而且水和米是分层的,这样的稀饭是不易消化的。

所谓的说稀饭或水会使内脏下垂可能是由于水分多,多吃会使胃扩张明显而导致下垂的原因,但这种观点也纯粹是猜测。因为很多人就喜欢喝粥或者喝水,产妇坐月子也不例外,但并没有证据显示这些人的胃下垂的发病率高。

产妇在孕后期因为激素的原因,体内有大量的水潴留,在产后一两周易大量出汗,这种称为产褥汗。而产后泌乳增加,每天也会丢失很多水分,所以应补充足够的水分,中国营养学会妇幼分会在2016年推出的中国哺乳期妇女膳食宝塔中也特别标明了产后每天应该补充2 100~2 300毫升的水分。

当然,单纯喝水和白粥营养不够充分,可以多喝一些蔬菜汤、果汁、牛奶、豆浆来补充水分。

17. 产后不哺乳有利于体形恢复吗

有些产妇害怕给孩子喂奶不利于保持体形,因而放弃珍贵的母乳,选用替代品来喂养孩子。这样的做法不仅不明智,而且得不偿失的。

孕妇在孕中末期,体内要贮存大量的脂肪,至少为3~4千克,它们分布在腹部及大腿、臀部,这些脂肪的蓄积,主要是为了产后哺乳而做的准备,比如说

腰腹部及腿部的脂肪不太容易消耗掉,只有哺乳,才可能动用它们,通过乳汁排出。所以说,如果想尽快去除赘肉,恢复体形,喂奶是一条最好的途径,因为每产生100毫升乳汁,会消耗妈妈能量90千卡,每天泌乳800毫升可消耗能量700多千卡,相当于消耗80克体脂肪。

美国一项27年的追踪调查,产后体重滞留是导致女性后续肥胖的主要因素。哺乳有利于孕期储备体脂的分解,减少体重滞留。丹麦全国出生队列研究发现,哺乳时间越久,产后体重降低幅度越大。现实生活中,我们也常会发现这样的规律:妈妈奶水喂得越多,自己瘦得越快。

当然,哺乳期间妈妈的饮食要注意种类多样化而不过量,荤素、粗细合理搭配,妈妈亲自哺乳,既消耗了体内多余的脂肪,又使宝宝获得充分的营养,还能增进母子双方的情感交流,妈妈们何乐而不为呢?

19. 产后多喝老母鸡汤可以帮助妈妈下奶吗

母鸡的蛋白质及脂肪含量很高,特别是老母鸡汤,含氮浸出物高,因而滋味非常鲜美,是传统的滋补品,民间素有"进九一只鸡"的说法。因此很多人认为多喝老母鸡汤能促进乳汁分泌,这其实是个误区,母鸡的卵巢中含有较多的雌激素,如果大量食用,产妇体内雌激素浓度就会上升,对抗了催乳素的作用。催乳素和雌激素是女性体内两个对立的激素,雌激素高,导致催乳素水平下降,反而会减少乳汁的分泌。而公鸡的睾丸里含有雄激素,雄激素有对抗雌激素的作用,减少血液中雌激素的含量,从而有利于发挥催乳素的催乳作用。

此外,老母鸡皮下脂肪含量高,长时间熬煮的鸡汤上面往往都漂浮着厚厚的黄油,妈妈吃了油腻的老母鸡汤,往往导致产后过于肥胖,而且乳汁中脂肪含量增高,导致吃乳汁的宝宝"奶胖"的发生。而公鸡的脂肪含量比母鸡少,食后不易引起发胖,因此产后吃公鸡汤,是科学的饮食方法。

九、人群营养——老年营养

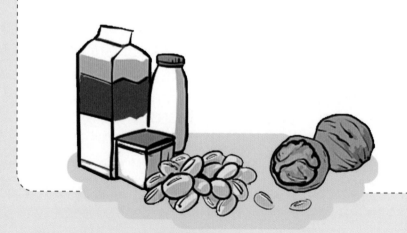

1. 你知道"老年人膳食指南"吗

《中国居民膳食指南（2016）》，在人群膳食指南的基础上，有专门给 65 岁以上老年人群，以关键推荐形式的补充说明和指导。

中国营养学会"中国老年人膳食指南关键推荐"：

> 少量多餐细软；预防营养缺乏。
>
> 主动足量饮水；积极户外活动。
>
> 延缓肌肉衰减；维持适当体重。
>
> 摄入充足食物；鼓励陪伴进餐。

老年人的器官功能有不同程度的衰减，很多衰老的现象在不知不觉中悄悄降临，这虽然是正常的生命规律，但也会给我们带来生活的烦恼。如视觉、嗅觉、味觉等感官反应迟钝；口腔疾病导致咀嚼困难、消化功能下降等使老年人常常感叹"吃嘛嘛不香"；如果再患有高血压、糖尿病、痛风，那更加限制了我们对食物的选择。老年人应该怎样选择食物，怎样烹饪这些食物，要不要忌口，要不要吃保健食品等，知道了这些营养常识，对我们做好适应这种衰老的变化会有很大的帮助，甚至能起到延缓衰老、预防老年性疾病发生的作用。"中国老年人膳食指南关键推荐"就是这样的一个原则性的指导。

2. 老年人要少量多餐吗

人体的衰老是个渐进的过程，很多组织器官在青春期或中年以后，功能就逐渐下降，进入老年以后下降的速度加快。如对食物营养素的消化、吸收和代谢的功能都明显下降，最有代表性的是对血糖浓度的调节。

人体进食后，消化食物中的碳水化合物，以葡萄糖的形式吸收进入血液，餐后血糖会因此升高，胰岛素的分泌增加，维持血糖浓度的稳定。但老年人对血糖浓度变化的反应速度会随着年龄的增加而变慢，胰岛素的分泌量随着年龄的增加而减少，或者组织细胞对胰岛素的敏感性下降，对血糖的调节不像年轻人那样迅速、准确，餐后出现血糖增高，特别是在饱餐后。长期血糖增高，最终会导致糖尿病。

老年人少量多餐，将一日三餐的饮食习惯改为一日三餐二点，或一日三餐三点,即在总量不变的情况下,正餐之间加一次点心,减少每餐食量,让餐后血糖浓度升高的幅度减小,不但能减轻胰腺的负担,有利于血糖的稳定,也不会餐后过饱,更有利于健康。

3. 怎样做到少量多餐

少量多餐,将一日三餐的食物分配为一日三餐二点,或一日三餐三点,并不增加食物的总量,而是减少每餐的食物摄入量。

老年人对饥和饱的感觉都比较迟钝,所以建议成年人正餐吃八分饱,老年人七分饱或六分饱就足矣;老年人的胃容量减少,正餐之间的加餐符合这种功能的变化,但要掌握好吃什么,吃多少,什么时间吃。

新鲜水果、鲜奶或酸奶、蛋白质含量高的坚果类如杏仁、开心果、腰果等,全麦粉制作的低糖低油点心,蒸煮的红薯、土豆、芋头等,都是加餐的最佳选择;偶尔也可以少量地吃些瓜子、花生、核桃及奶酪、巧克力,增添食物的多样性;不适合用作加餐的食物主要是纯能量食物,如糖含量高的点心、油炸食物,如薯片、干果等。干果虽然是水果制品,但经过干制后,水分含量很低,糖分很高,也不适合老年人的食用。

因此,在正餐间隔 2 小时左右,加一杯牛奶(200 毫升),或一只水果(100克),再各配 4~5 颗杏仁、腰果,就是一次完美的加餐。

4. 老年人细软的膳食怎么做

制作细软的食物,首先要注重原料的选择。动物性食物应尽量选择结缔组织含量少的部位,口感更细嫩,易咀嚼。如同样的猪肉,不带皮的里脊肉结缔组织含量少;生长时间短的仔鸡比老母鸡结缔组织的含量也少;水产品,特别是鱼、虾都是结缔组织含量很少的食物。

蔬菜中嫩茎、嫩叶,以及茄果类,如茄子、冬瓜、丝瓜都是适宜细软膳食的原料。

做细软食物,烹饪加工的方法也很重要。食物切块要小,肉类切成丝、剁成泥,做成肉圆、鱼圆;坚果、杂粮磨成粉;质地比较硬的蔬菜也可以剁碎再烹饪;多采用蒸、炖、煮、焖等烹调方法,少用炸、煎、烤、熏。

5. 昂贵的"神奇水"真的神奇吗

老年人饮水首选温热的白开水或淡茶水,也可以适量矿泉水。

绿茶和咖啡中,都含有咖啡因,对神经系统有兴奋作用,老年人应该根据自己的实际情况选择;但不建议喝纯净水,纯净水不含矿物质,而水中适量的矿物质对身体健康是有益的;市场上出售的"碱性水""磁化水""太空水"等,价格昂贵,都是夸大宣传的产品,对人体健康的影响并没有科学依据。

6. "生命在于运动"还是"生命在于静养"

生命在于运动是大家的共识,但也有一种观点认为,龟趴着不动,却也是长寿的象征,那我们是要动还是要静呢?

无论是流行病学调查还是科学试验,都验证了一个事实:适当的运动更有利于人体健康。把握"适当"很重要。

人体许多器官组织是"动则进,不动则退",骨骼和肌肉尤其明显。适当的运动有利于减慢骨骼和肌肉的衰老,特别是晴朗、温度适宜的户外活动,适量的紫外线可以增加皮肤组织维生素 D 的合成,可增加人体对钙的吸收利用,对预防和减缓骨质疏松有利;或雨后的林中漫步,呼吸着新鲜空气,可以增加血液中的含氧量,更有利于新陈代谢、延缓衰老。

因此,老年人可根据自己的身体状况,多做户外活动,特别是运动全身肌肉、关节的项目,如游泳、高尔夫、太极拳都是很适合老年人的运动方式;或慢走或慢跑,每天 6 000 步,以轻微出汗为宜,同时配合一些抗阻力运动,如沙袋、拉绳等。运动前要作好准备工作,运动后也要舒缓运动。有条件可以请专业的运动指导进行评估和指导,选择最适合的运动方式。

7. 做家务算运动吗

《中国居民膳食指南(2016)》特别强调"主动身体活动"。很多人以为每天上下班走路或者上下楼梯就是运动,做家务、做饭、洗碗就是运动。实际上这只是日常的身体活动,大多数人每天的身体活动只有 1 000~2 000 步,每天在家里晃动走几步路这种不经意间的身体活动不能蒙混算数,必须是我们主动进行的身体活动要达到 6 000 步以上。

8. 蛋黄胆固醇高，老年人不能吃吗

因为担心蛋黄胆固醇高，吃鸡蛋不吃蛋黄，这是很多老年人的误区。

新的研究认为蛋黄(包括其他食物中)的胆固醇对健康人血胆固醇的影响有限，每天吃一个鸡蛋黄并不会引起身体胆固醇升高。而蛋黄的营养价值远远高于鸡蛋白，含有丰富的维生素 A、维生素 D、维生素 B_2、锌、卵磷脂等。《中国居民膳食指南(2016)》建议老年人每天食用蛋类 40~50 克(相当于一只鸡蛋)，还特别强调，吃鸡蛋不弃蛋黄。

鸡蛋全身都是宝，蛋黄和蛋白一起吃才最好！不用一谈胆固醇就"色变"，胆固醇也是必不可少的营养物质，身体细胞的合成需要它，多种激素、胆汁的合成，维持神经系统的健康也少不了它。

9. 动物内脏脂肪含量高，胆固醇含量高，是老年人应忌的食物吗

动物内脏常常出现在老年人禁食食物的名单中，认为脂肪和胆固醇的含量都高，多吃不利于心血管系统的健康；还有人认为，动物内脏，如肝脏，是解毒器官，毒性成分的含量肯定高。

动物的组织器官作为营养素的食物来源时，营养素种类和含量是有很大区别的。

例如动物的心脏，主要的功能是运输血液时起着"泵"的作用，生命不息，搏动不止，因此心脏的主要成分肌肉，蛋白质的含量很高；动物的血液中红细胞特别含有人体易缺乏的铁；动物肝脏承担着营养素的代谢、合成、转运的作用，同时还具有贮存的功能，因此维生素 A、维生素 D、维生素 E；卵磷脂、胆碱；微量元素铁、锌、硒在肝脏中的含量都十分丰富；因此，将肝脏形容为"全营养库"一点也不夸张。老年人如果想从食物中获得更全面的营养，每周吃 1~2 次动物的肝脏，每次 50 克左右，是个明智的选择。

肝脏中的胆碱含量十分丰富，对老年朋友有特别的意义。胆碱对大脑功能的正常维持十分重要。它是制造有助于提高记忆力的化学物质的原料。这些化学物质负责人体的认知、学习和记忆，因此，食物充足的胆碱，是预防阿尔茨海默病(老年痴呆)的措施之一。

10. 牛奶脂肪高，老年人喝豆浆比喝牛奶好

说起喝牛奶，很多老年人的态度是拒绝。"牛奶致癌"这样的谣言几年就会在网络里重现一次；牛奶脂肪含量高，胆固醇含量高，也是老年朋友拒绝牛奶的理由，认为喝豆浆比喝牛奶好，喝了豆浆就不需要喝牛奶了，豆浆比牛奶更适合人体健康。认为中国人完全可以用豆浆替代牛奶。事实真的是这样吗？

牛奶、酸奶等乳制品与豆制品一样，都属于人体需要的健康食物，但它们对膳食营养素贡献是不一样的，牛奶的营养素含量高于豆浆，最突出、明显的是钙含量，无论是牛奶还是酸奶，钙的含量都大约为豆浆的 10 倍左右，如果我们按推荐的每天喝 300 克牛奶，就可以获得约 400 毫克左右的优质钙，大约达到我们一天需要钙的 40% 左右。但如果我们只饮用豆浆，则远远满足不了对优质钙的需要。因此，喝牛奶的主要营养价值和在膳食结构中的贡献是获得人体需要的优质钙。

为什么要强调牛奶中的钙是优质钙呢？因为钙是一种消化吸收率不高的营养素，而牛奶中的乳糖与钙螯合，有利于钙的吸收；牛奶中的乳糖可以被肠道中细菌发酵产酸，使肠腔 pH 降低，也有利于钙的吸收；牛奶中的蛋白质，在肠道分解为氨基酸，也与钙在肠道内结合，增加肠道对钙的吸收能力；牛奶中还含有一定量的维生素 D，可促进小肠对钙、磷的主动吸收，增加肾小管对钙、磷的重吸收，减少钙的排泄，促进钙磷在骨骼的沉积。这些都是牛奶是优质钙来源的理由。

有些蔬菜中的钙含量并不低，但由于一些干扰钙消化吸收物质的存在，如植酸、草酸、磷酸，它们与钙形成难溶的盐类，使钙不易消化吸收；植物性食物中的膳食纤维糖醛酸残基也可以与钙结合，因此植物性食物中钙的消化吸收率明显低于牛奶。豆浆本身钙的含量不高，钙的消化吸收率也不高。

对老年人来说，在膳食中供给充足的优质钙，是预防骨质疏松的重要因素之一，牛奶是供给钙食物的最佳选择。

豆浆营养素的含量虽然不及牛奶，但脂肪的含量低，这也是它的一大特色，而且还含有大豆异黄酮，这种植物化合物对人体骨骼健康有益，也是不可缺少的，因此，老年人牛奶和豆浆都要喝，缺一不可。

但对于中国居民来说，牛奶和豆浆这两种食物的摄入量都不足。2010—2013 年，城市中居民每标准人乳制品的日消费量约 40 克，因此钙缺乏仍然是困扰中国居民健康的主要问题之一。豆制品的摄入量也不尽如人意。

老年人出现腿脚抽筋，站久了腰酸背痛；随着年龄的增长，身高降低了，而脚却在"长大"，鞋子的尺码不断增加，这些现象都表明你的骨骼开始衰老，出现骨质疏松了，那就要赶紧喝牛奶、晒太阳、做运动，或者去向专业的营养师、医生咨询。

11. 老年人喝牛奶会腹泻，就说明不适应喝牛奶吗

如果老年人没有喝牛奶的习惯，偶尔喝一次，会腹痛、腹胀、肚子咕咕叫，甚至会产生水样腹泻，所以老年人认为牛奶不适合自己，就不需要喝；还有些老年人认为，这是食物中毒，牛奶不能喝。

喝牛奶后产生的这种现象，营养学上称为"乳糖不耐受"。乳糖是一种只存在于乳类中的双糖，因为乳糖在食物中不像蔗糖那样广泛存在，如果长期不喝牛奶，肠道接触不到乳糖，肠黏膜细胞就会慢慢失去分泌乳糖酶的功能，没有了乳糖酶，乳糖不能被分解为葡萄糖和半乳糖，就不能被人体吸收；而留在肠道中的乳糖一部分被肠内的细菌分解，产生乳酸和大量的气体，另外一部分则使肠道内的渗透压增加，最终产生了腹痛、腹胀、腹泻的症状，虽然症状类似食物中毒，却不是食物中毒。

因此，老年人出现了乳糖不耐症，不是不能喝牛奶，而恰恰是喝少了。如果已经出现了这种现象，那有补救的方法吗？

当然是有的。一是可以喝酸奶。酸奶是牛奶经乳酸菌发酵的产品，在发酵的过程中，乳酸菌利用牛奶中的乳糖作为能量来源，一部分乳糖分解成了葡萄糖和半乳糖，并进一步转化为乳酸或其他有机酸；乳酸与牛奶中的钙结合，形成乳酸钙，增加了人体对钙的吸收，所以酸奶不仅解除了乳糖不耐人群的后顾之忧，还使钙更利于人体的吸收。

另一种方法是加水稀释牛奶，少量多次饮用，饮用时，配些主食，这样的方法可以慢慢诱导乳糖酶分泌，所以更适合于比较年轻的老年人。

12. 牛奶不宜空腹喝？什么是喝牛奶的最佳时间

牛奶能不能空腹喝，因人而异。对于老年来说，冷的鲜奶或酸奶是不宜空腹喝的，因为冷刺激会引起胃肠道激惹，出现腹痛、腹泻。各种食物作为膳食的组成部分，营养素或食物成分相互之间会产生协同或拮抗作用。作为牛

奶来说,当其他食物中存在有利于人体钙吸收的因素时,与牛奶搭配是最适合的。例如维生素D、维生素C、蛋白质也可以增加钙的吸收率。因此,牛奶与鸡蛋、少量主食搭配更有利于各营养素之间吸收的协同作用。

但当食物中含有比较多的干扰钙消化吸收的因素时,就不能同时食用。如草酸、植酸、膳食纤维等。喝牛奶时不适合与大量的蔬菜搭配,喝牛奶最好也不要立即喝浓茶,因为茶叶,特别是没有发酵的绿茶,含有丰富的鞣酸,这也是一种干扰钙消化吸收的物质。

每个人的膳食结构不同,生活习惯不一样,什么时候喝牛奶是最佳时间,可以根据不同的膳食结构和生活习惯的规律作出选择。例如,对没有喝茶、浓咖啡习惯的老年朋友来说,作为早餐的一部分,或者加餐,牛奶都是最佳的选择;但如果习惯喝茶,特别是浓茶,那饮用牛奶时,与喝茶的时间要间隔2小时以上,或者在晚上睡觉前饮用更好;豆浆单独饮用时限制倒没那么多,但如果与牛奶一起喝则对钙的营养作用更好,因为豆浆中含有植物异黄酮可以促进钙的吸收利用。

13. 豆浆不能与鸡蛋一起吃吗

豆浆与鸡蛋不能一起吃的观念流传已久,但并没有科学依据。这种观念得到一些人认可的原因在于,豆浆中存在一种"抗胰蛋白酶因子",从字面上理解,豆浆中的这种物质会干扰蛋白质的消化吸收,果真如此的活,那豆浆就不能与任何含有蛋白质的食物一起食用。但抗胰蛋白酶因子本身也是一种蛋白质,只要高温加热,它就会变性,变性的蛋白质就会灭活功能,对胰蛋白酶的抑制作用就不存在了。因此,只要将豆浆烧熟煮透,达到沸点,并用文火持续3~5分钟,豆浆与鸡蛋或其他蛋白质丰富的食物一起吃,都没有问题。

豆浆中还含有植物红细胞凝血素,也是需要高温加热破坏的一种蛋白质,因此,豆浆彻底加热很重要,否则可能会引起食物中毒。

14. 汤的营养价值更高吗

每年的冬季,特别是数九寒冬,是民间的"进补季节",很多家庭会选择用牛、羊肉或老母鸡,小火慢炖,喝一碗这样热乎乎的进补汤,会驱走寒气,增加食欲。但日常生活中,许多人感觉汤很鲜美,就以为肉里的营养素全进入汤里了,认为汤更"补",养成了很多家庭只喝汤、不吃肉的习惯。

确实,像老母鸡这样的食物原料,生长的时间越长,体内的"含氮浸出物"就越多,这是一种具有呈鲜作用的物质,可以溶解于水,因而老母鸡汤更鲜;每种食物的含氮浸出物种类不同,鲜味也就各异。

牛羊肉、老母鸡都是属于蛋白质含量高的食物,在炖的过程中,加热使蛋白质先凝固变性,再逐渐水解,有些蛋白质能水解成小分子肽,并进一步水解成各种氨基酸。其中有些肽类或氨基酸也是具有鲜味的物质,加热的时间越长,温度越适宜(小火),蛋白质的分解产物就会越多;小火慢炖也会使一部分脂肪分解,本来存在于老母鸡皮下或内脏周围的"肥肉"就会由甘油三酯分解为脂肪酸,因此汤的表面会有一层厚厚的油,油脂本身也是具有鲜味和香气的,含氮浸出物等其他的呈鲜物质更增加了汤的鲜、香。

汤很鲜美,但只是很少量的营养素的分解产物及呈鲜物质产生的,老母鸡也好,牛羊肉也罢,营养素在肉里的更多。例如蛋白质,每100克鸡肉里有20.9克,而汤里只有1.3克;维生素A在100克鸡肉里有约63微克当量,在汤里几乎没有!

有些家庭先喝汤,不吃肉,汤喝完了,再加水煮,却怎么也煮不出原有的味道了,因为能溶解的呈鲜物质消释已尽,脂肪也都溶出,这时再吃肉,更感觉没味道,还很"柴",导致一些家庭因此弃肉喝汤,这种饮食习惯使食物中的营养素得不到充分利用,造成食物资源的浪费,也背离了进补的本意。

因此,我们汤要喝,肉也要吃,这样营养才更加全面。

对于咀嚼特别困难的老年人,喝汤有利于汤汁中营养素的消化吸收,但如果每餐只喝汤,那营养素的需要量会得不到满足,也可以将鱼、肉先煮、剔骨,再用食物搅拌器打碎,类似于豆浆机,同样也能起到吃肉喝汤的效果。

15. "食补不如粥补"? "喝粥等于喝糖水"

"药补不如食补,食补不如粥补",这是关于进补的常用语。但"食补不如粥补"的观念,近年来受到了极大的挑战,甚至有文章说,"喝粥等于喝糖水",这是危言耸听吗?

"食补不如粥补"来自于传统的养生观念,确实,将以大米为主要原料的食材,小火慢煮,一碗浓浓的稀粥,对于消化道功能不健全的老年人、患者来说,易消化,能吸收,是最佳的"补品"。

大米中的营养成分以淀粉为主,占重量的70%左右。煮粥时加水多,用时长,温度低,这样的烹饪条件,使大米中的淀粉慢慢分解,产生一种称"糊精"的物质,口感黏稠,比淀粉的分子结构更简单,能更快、更全面地被人体消化吸收,因此,当咀嚼功能减退的老年人、患者消化功能下降的情况下,喝粥确实是起到助消化吸收的作用。

但是对消化道功能正常的人群来说,喝粥确实要斟酌。因为粥里的碳水化合物更容易吸收,那就意味着会更快地进入血液,就像喝糖水一样,几乎不用消化;吸收的葡萄糖会升高血糖,导致血糖过高。老年人对血糖浓度的反应本身就比较慢,如果长期血糖得不到有效控制,有可能发展为糖尿病,因此,老年人喝粥要谨慎。

但喝粥是中国人传统的习惯,喝粥要斟酌,不代表不能喝,关键是要科学选择煮粥的原料、煮粥的方法以及与粥搭配的食物。

科学实验证实,煮粥的米越精制,淀粉的分解就越多,快速升高血糖的作用就越明显,专业的术语是血糖生成指数(GI)高;但如果用粗粮、杂粮,配上普通的不精制的大米煮粥,减少煮粥的时间,GI值就比较低;喝粥的同时,搭配着吃些蔬菜,增加膳食纤维,或者吃个鸡蛋,增加蛋白质的供给,这样的混合餐也会适当降低GI值。

其实,不但精米做成的粥会使GI值升高,用精白面做成的馒头、面包、烂面条等,GI值一点不低于白粥,为了糖代谢的正常,老年人应该多吃粗粮、杂粮,注意食物的烹调方法和食物的搭配。

16. 吃素更健康吗

吃素的原因很多,因为健康食素也是一种流行。一些人完全不吃动物性食物,称为吃全素;也有些人可以吃奶、蛋及其相关制品,则称为吃蛋奶素。

吃全素的人,对健康肯定是不利的,因为植物性食物不能满足人体对营养素的全面需要,长期吃素,会产生营养素的不足或缺乏,老年人吃全素会加快衰老,生活质量下降。

吃全素会有哪些营养素缺乏的风险呢?

首先,膳食中优质蛋白质主要来源还是动物性食物。豆制品虽是最好的植物性食物的优质蛋白质来源,但与动物性食物相比,还是稍逊一些,特别豆制品中脂溶性的维生素A、维生素D,水溶性维生素的维生素B_2、维生素B_6

含量不高；而老年人易缺乏的矿物质为钙、铁、锌，豆类不仅含量少，消化吸收率也低。因此，老年人完全素食，肌肉减少、骨质疏松、牙齿脱落、贫血、食欲减退等症状出现会早于同龄人。

有些人寄希望于食素减肥，但结果往往适得其反。膳食中没有了动物性食物，蛋白质和脂肪的含量会相应减少，饱腹感下降，反而会多吃主食，炒菜用油增加，能量不减反增，所以素食减肥不靠谱。

那蛋奶素的人群怎样呢？当然，营养状况会比全素食的人好很多，毕竟鸡蛋和牛奶是营养素比较全面的食物，但是这两种食物却都是"缺铁性食物"，铁的含量和吸收率都不高。因此，蛋奶素的人群缺铁性贫血发病率也是相当高的。

17. 怎样素食才健康

食素的人群能达到合理膳食的要求吗？中国营养学会给出了食素食人群的膳食指南，主要有以下五点关键推荐：①谷类为主，食物多样，适量增加全谷物；②增加大豆及其制品的摄入，每天 50~80 克，选用发酵豆制品；③常吃坚果、海藻、菌菇；④蔬菜水果应充足；⑤合理选择烹饪用油。

谷类食物的营养价值在于提供碳水化合物，全谷类可更好地提供维生素 B_1 和膳食纤维；但谷类也要多样化，不仅要吃大米、面粉、小米、玉米、高粱，杂豆类如红豆、绿豆等都可以混合食用，这样食物中氨基酸之间可以互补，改善氨基酸的组成比例，提高了食物蛋白质的营养价值，弥补优质蛋白质的不足。

大豆及制品是优质的植物蛋白质的主要来源，大豆中还含有丰富的必需脂肪酸、B 族维生素和植物化合物，如大豆异黄酮、大豆卵磷脂等，是对人体健康的有益成分；经过发酵的豆制品更含有丰富的维生素 B_{12}，建议全素者每天能摄入相当于 50~80 克大豆的豆制品；即南豆腐 289~463 克，或北豆腐 179~286 克，或豆腐干 84~134 克，或豆腐皮 32~51 克。

坚果中富含蛋白质、不饱和脂肪酸、维生素 E，海藻中含有丰富的微量元素和多不饱和脂肪酸；菌菇中含有丰富的 B 族维生素和真菌多糖，这些都是人体必需的营养素和对健康有益的成分，素食者适当增加这些食物的供给，弥补不吃动物性食物带来的不足。

合理地选择烹调用油，可提高膳食脂肪的质量，选择不同种类的植物油混合食用，特别是亚麻籽油和紫苏籽油，可增加膳食中 n-3 多不饱和脂肪酸，改善膳食中脂肪酸的结构。

此外，素食者最好能在专业营养师的指导下，选择性服用需要的营养补充剂，或选择强化食品，如铁强化酱油，避免营养素缺乏性疾病的发生。

18. 老年人需要吃保健食品吗

老年人需要吃保健食品吗？有两种截然不同的回答。有些人将保健食品当作长生不老、包治百病的灵丹妙药；有些人则认为只要吃得饱，睡得香，什么保健品都不需要。那老年人需要保健品吗？

保健食品也称功能性食品，是一个特定的食品种类，它具有调节人体功能的作用，但不以治疗疾病为目的，适用于特定人群食用。

保健食品与普通食品首先是食品，它们都具有能提供人体生存必需的基本营养物质（食品第一功能）；部分保健食品还与普通食品一样，具有特定色、香、味、形（食品第二功能）；它们的区别主要在于：保健食品含一定量功效成分（生理活性物质），能调节人体功能，具有特定功能（食品的第三功能），因而保健食品一般有特定食用范围（特定人群）。

保健食品的特定食用人群，一类面向健康人群，主要为了补充营养素，满足生命周期不同阶段的需求；另一类则主要供给某些生理功能有欠佳的人食用，强调其在预防疾病和促进康复方面的调节功能。目前我国对保健食品的管理，主要职能部门在国家食品药品管理总局，明确地规定了保健食品的主要功效成分的种类和作用，特别强调了保健食品不具备治疗作用。

因为保健食品的功效成分大多适合老年人，而且一旦冠名为保健食品，比普通食品的利润会增加很多倍，这是目前市场上许多以利润为目的，夸大宣传，将保健食品的销售瞄准了老年人的重要原因。老年朋友在购买保健食品时，要注意仔细查看包装，以下的 12 个项目是必需标的，缺一不可：

名称、净含量及固形物含量、配料、功效成分、保健作用、适宜人群、食用方法、日期标识（生产日期及保质期）、储藏方法、执行标准、保健食品生产企业名称及地址、卫生许可证号。同时还必须要有保健食品特殊标志的"小蓝帽"。

老年人最好能在专业营养师的指导下，选择性服用需要的营养补充剂。

保健食品

国食健字G00000000
国家食品药品监督管理局批准

19. 药酒真的具有保健功能吗

中国养生文化有泡药酒的传统,将一些具有滋补作用的动、植物,放在白酒里浸泡,希望借助酒精的作用,将这些动、植物体内的各种滋补成分溶解到酒中,喝了这种药酒,会强壮身体,延年益寿。

确实,一些动、植物中含有可以溶解于酒精的"有效成分",溶解的程度与酒精的浓度和浸泡的时间、存放时的环境温度等很多因素有关。但家庭在自制这种药酒时,往往很难掌握和控制这些条件,导致药酒中"有效成分"的含量不稳定;药酒中有效成分一般量很小,要达到药效,需增加饮酒量,这对老年人的肝脏损害作用可能会大于"滋补"作用;2018 年,医学界最权威的杂志《柳叶刀》发布的最新研究结果,明确了酒精对健康的危害性:酒精的安全剂量为零! 喝一点对健康也是不利的,所以,要想通过饮药酒强身健体,几乎是没有可能的。

泡药酒还有一个安全的隐患。一些家庭用土制的陶罐、锡壶做容器,这种土制的容器中可能混有有害物质,如铅、砷等,酒精可以使它们游离出来,时间越长,危害越大,饮用这样的药酒,产生慢性中毒的风险极大!

十、疾病营养——
慢性病相关营养

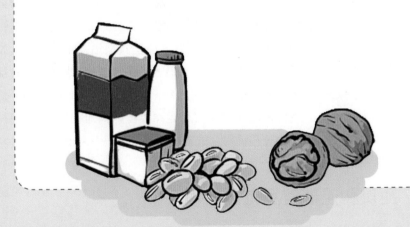

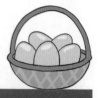

（一）糖尿病营养误区

1. 只要打胰岛素就可以不控制饮食吗

胰岛素主要治疗胰岛素缺乏或降糖药物治疗无效的糖尿病患者，是人体唯一能降血糖的激素，患者注射胰岛素可以达到控制血糖的目的，但不是唯一的手段。即使是依赖胰岛素的 1 型糖尿病患者也要通过饮食控制和合理运动使血糖处于平稳水平。

不控制饮食的人往往因为控制饮食太难，没办法坚持。要控制食物总量，要少吃"重口味美食"，对他们而言是处处受限。人体内的血糖除了自身合成外，大部分是食物分解提供，所以血糖水平高低取决于吃了多少食物，吃了哪些食物。

不控制饮食会导致吃的食物总量超标，分解的糖分增加升高血糖，即使打胰岛素也不能使血糖处于平稳水平，反而造成血糖波动，影响胰岛素的治疗效果。因此，不论是注射胰岛素还是口服降糖药物治疗糖尿病，基础治疗就是控制饮食，因为饮食是血糖的源头。从源头控制，才能使其他治疗手段更好地发挥作用，使血糖控制在平稳状态。临床上不少饮食依从性好的糖尿病患者能够从注射胰岛素改为口服降糖药，甚至停用药物治疗后依然使血糖处于平稳水平，主要原因是他们能通过控制饮食和增加运动改善体内血糖的代谢，保持血糖的平稳水平。总之，打胰岛素仍要合理控制饮食。

2. 甜食和无糖食品有区别吗

甜食一般指用糖（特指有甜味的、能够在人体中转变成为葡萄糖的食品成分）作为原料或者加工时添加了蔗糖、白砂糖、麦芽糖、葡萄糖、果糖、蜂蜜等进行制作的食品。常见的有水果糖、奶糖、巧克力糖等，蛋糕、面包、酥点、糕团、甜饼干等含淀粉食物,以糖为主要调味品的中式菜肴如拔丝红薯、糖醋里脊、糖醋鱼、糖醋排骨等。它们的营养特点是能量密度高,含糖量高,糖尿病患者吃容易导致血糖升高。

无糖食品是指不能加入蔗糖和来自于淀粉水解物的糖,如葡萄糖、果糖、麦芽糖、果葡糖浆等的甜味食品,但是含有糖的替代物,如糖醇或低聚糖等甜味剂品种,包括木糖醇、山梨醇、麦芽糖醇、甘露醇。根据食品安全国家标准《预包装食品营养标签通则》(GB 28050—2011)规定,"无糖或不含糖"是指固体或液体食品中每 100 克或 100 毫升的含糖量小于 0.5 克。无糖食品中所使用的糖醇或低聚糖不易被人体吸收,可以代替蔗糖、葡萄糖、果糖、麦芽糖等,它们有糖的甜味,却没有糖的能量,因其不升高血糖而被广泛应用于糖尿病专用食品和防蛀牙、防肥胖等食品中。

3. 不能吃甜食,可以随意吃无糖食品吗

糖尿病患者不能随意吃无糖食品的 3 个理由:①无糖食品也会影响血糖:大部分的无糖食品在加工时虽然不额外添加蔗糖、葡萄糖、果糖等,但是其加工所用的食物原料是淀粉、淀粉水解物或糊精等。淀粉主要是从谷类或杂豆类食物中提炼出来的;糊精则是淀粉水解的中间产物,如麦芽糊精;淀粉水解物主要是指淀粉糖浆、果葡糖浆等,它们在体内经过分解产生葡萄糖,对血糖的影响不小。选购时观察配料表,如果排在前三位的是淀粉、糊精、果葡糖浆,就说明这份食物中含量最多的分别是淀粉、糊精、果葡糖浆,吃的时候要计入碳水化合物的总量,以免升高血糖;②不要被假的无糖食品欺骗:有的无糖食品只是不添加蔗糖,但是却添加了白砂糖或麦芽糖,白砂糖和蔗糖属于同一种糖,说法不同而已,有的甚至用食用糖、糖精代替蔗糖,以此蒙蔽消费者,这样的无糖食品都不是真正的"无糖",选购时要看清楚配料表;③无糖食品不能多吃:无糖食品加工常用的甜味剂有合成甜味剂(糖精)、糖醇甜味剂(木糖醇、山梨醇和麦芽糖醇)、非糖天然甜味剂(甘草苷和甜叶菊苷)以及氨基酸衍生物甜味剂(阿斯巴甜和蛋白糖)等。过量食用含甜味剂的食品,有可能引起腹泻、呕吐等不良反应。

4. 控制饮食就是少吃饭对吗

少吃饭不一定能减少血糖生成。少吃饭是临床医生经常和糖尿病患者说

的话,认为饭吃多了会升高血糖。患者遵医嘱减少饭量,但又不知道该减多少合适,出现饭少吃而血糖下降不明显,有的甚至出现低血糖表现。人体外源性血糖主要是靠食物中的碳水化合物提供,以粮谷类提供的碳水化合物比例最高。除了粮谷类,奶类、豆类、水果、蔬菜以及一些加工食品中都含有碳水化合物,当减少粮谷类食物时,为了满足饱腹感,患者会去吃其他加工食物,更容易提高能量造成因膳食结构的不合理导致营养素不均衡,影响血糖稳定性,出现忽高忽低的现象,危害更大。

糖尿病患者控制饮食是治疗的首要法则,关键是结构合理,食物量化。①结构合理:每天膳食组成按照《中国居民膳食指南(2016)》推荐的食物多样化,将谷类、蔬菜、鱼虾肉蛋、奶类、豆类和调味品等食物合理搭配,保证多种营养素摄入;②食物量化:在多样化的种类中,按照个体营养需要量,由营养师计算各类食物的可食用数量,合理安排食物搭配比例,满足患者的能量和营养素需求,保持血糖稳定性。

5. 吃面食比吃米饭更容易升高血糖吗

面食和米饭都是谷类,每百克原料的能量和营养素含量对比没有明显区别,由于制作方式不同,其制品能量不同,对血糖的影响也不同。面食是指以小麦面粉为原料制作的各种食品,常见的有馒头、花卷、饼、面条、油条、包子和饺子等。生的小麦面粉不能直接吃,所以需要经过熟制,如蒸、煮、煎、炸、烤、焖等,不同的熟制方式制作流程不同,做出来的面食能量不同,营养素损失程度也不同。制作时面粉中是否添加调味品,是否有馅料,熟制时是用水熟法还是油熟法都决定了这份面食的能量高低,如 100 克的油条和 100 克的馒头相比,其能量就高很多,更容易升高血糖。米饭是以大米为原料煮熟或蒸熟的食品,普通的煮米饭或蒸米饭和用油炒的米饭相比,后者的能量高,更容易升高血糖。

建议糖尿病患者常吃"混搭"的主食:面食制作时用小麦面粉与杂粮面混合,如荞麦面馒头、玉米饼等;煮米饭时用大米与粗杂粮米混合,如糙米饭、燕麦仁饭、玉米渣饭等。有条件的可以混合更多种类的食物到主食中,比如用粗杂粮面做饺子皮,蔬菜、瘦

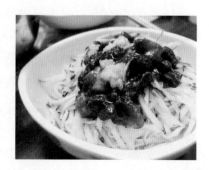

肉和菌菇混合做饺子馅,只需要加适量的盐和少量橄榄油(也可以不放)调味,这样的饺子煮熟后既满足多样化营养需求,又能降低单一谷类做主食的血糖指数。

6. 多吃粗杂粮可以控制血糖,粗杂粮吃得越多越好吗

粗杂粮主要包括谷物类(玉米、小米、红米、黑米、紫米、高粱、大麦、燕麦、荞麦等)、杂豆类(黄豆、绿豆、红豆、黑豆、蚕豆、豌豆等),以及薯类(红薯、马铃薯)。

各类食物的营养素各有所长,如谷类粗杂粮富含植物蛋白质、膳食纤维、B族维生素等;杂豆类富含优质蛋白质、必需脂肪酸;薯类富含膳食纤维、钾、胡萝卜素等。与粗杂粮相比,精白米面在粮食加工过程中损失了部分维生素B_1和无机盐,而粗杂粮含有的淀粉较精白米面少,膳食纤维、无机盐和B族维生素含量丰富。对糖尿病患者来说,粗杂粮相对精白米面更适合他们。

尽管粗杂粮对于糖尿病患者来说有营养优势,但也不是吃得越多越好。因为粗杂粮仍是碳水化合物的主要来源,如果不控制数量,吃得越多,摄入的碳水化合物也越多,对血糖影响较大,尤其是煮成粥的粗杂粮。粗杂粮富含膳食纤维,膳食纤维能促进胃肠的蠕动,有较强的吸水性,吃多了容易使其在胃肠道内因吸水膨胀增大体积引起腹胀,增加粪便体积的同时因肠道水分减少不易排出。

7. 天天吃南瓜可以降血糖吗

吃南瓜可以降血糖是个典型的误区,曾有研究报道称南瓜中含有的多糖成分经提纯后用于动物实验中可以降低血糖,于是就此出现"南瓜可以降血糖"的说法,诱导糖尿病患者以为每天吃南瓜就可以降血糖了。研究仅仅是针对南瓜中的多糖成分进行的动物实验,并不能认为人吃了整个南瓜也会有同样的效果。因为南瓜中含有较多的碳水化合物,它的血糖生成指数(GI)为75,属于高GI食物。糖尿病患者如果天天吃南瓜且不计量,不但不降血糖还会升高血糖,过量食用还容易造成皮肤的黄染,与胡萝卜素摄入过量有关。"南瓜可以降血糖"的说法没有过硬的科学依据,目前凡是已知有含糖的食物,暂

时没有任何一项科学研究发现有哪种食物能够降血糖。

糖尿病患者可以吃南瓜。南瓜是高 GI 食物，糖尿病患者应按照"代主食"的方式食用南瓜，按照能量相等的原则扣除相应数量的谷类即可，如吃 300 克南瓜可以换 25 克大米。尽量选择嫩南瓜，因为嫩南瓜比老南瓜含有更多的水分，同等重量的情况下，嫩南瓜的含糖量较低，对血糖的影响也小一些。

8. 血糖高只能和水果说拜拜了吗

水果中的碳水化合物主要是果糖、葡萄糖和蔗糖，其糖分属于简单糖，易被人体吸收，容易影响血糖。不同的水果含糖量是有区别的，从血糖生成指数（GI）来看，大部分常见水果都是中等 GI 食物。糖尿病患者胰岛功能受损或存在胰岛素抵抗，在血糖水平控制不稳定时，吃水果会增加胰岛负荷，因此糖尿病患者怎么吃水果、吃什么水果、吃多少量都是影响血糖稳定的关键。

糖尿病患者吃水果要遵循 3 个前提：①血糖控制平稳：以空腹血糖 <7.0 毫摩尔／升，餐后 2 小时血糖 <10.0 毫摩尔／升，糖化血红蛋白 <7.8% 为血糖控制平稳的标准。选择含糖量较低、血糖生成指数（GI）小于 52 的水果，如柚子、猕猴桃、青枣、火龙果、苹果、草莓、李子、柠檬、杨桃、樱桃等；②两餐之间吃：由于水果以葡萄糖、果糖和蔗糖为主，因此不宜和正餐同时吃，建议安排在两餐之间作为加餐食用，距离前后两餐 2 小时，且饥饿感不明显的时候吃；③扣相应主食：要将水果的能量计算入全天的总能量，按照能量相等的原则扣除相应数量的主食，如上午 9 点吃 200 克苹果就扣早餐吃的馒头或烧饼 35 克。既能满足能量摄入要求，又有多样化的食物营养供应。

9. 血糖高所以不能吃肉吗

肉类包括畜肉、禽肉和水产品，是膳食结构的重要组成部分，富含优质蛋白质、必需脂肪酸以及维生素 A、B 族维生素、钙、铁和锌等微量营养素。畜肉类如猪、牛、羊以饱和脂肪酸、铁和锌为营养特点；禽肉类如鸡、鸭、鹅和鸽子等含优质蛋白质易于消化吸收；水产品如鱼虾贝类等以多不饱和脂肪酸为主，尤其是深海鱼类含有对视力好的二十碳五烯酸（EPA）和对大脑有利的二十二碳六烯酸（DHA）。

肉类能提供优质蛋白质和必需脂肪酸，而碳水化合物含量较少，所以糖尿病患者吃肉的主要目的是保证有充足的优质蛋白质、必需脂肪酸和微量营养素。有些患者认为吃肉会影响血糖,所以长期不吃肉,导致优质蛋白质、维生素、铁和锌摄入不足而出现贫血、口腔溃疡、暗适应能力下降等表现。建议肝肾功能正常的糖尿病患者每天吃与自己拳头大小相近的瘦肉。

糖尿病患者在肉类方面可以有多样化的选择,如每周三次红肉(瘦猪肉、牛肉、羊肉)能提供丰富的铁和锌,预防贫血;三次白肉(去皮鸡肉、鸭肉、鱼虾肉)提供丰富的优质蛋白质和必需脂肪酸。合理烹调,以蒸、炖、煮的方式为宜。慎用肥肉、肉皮、荤汤、腌制肉制品等,避免油煎、油炸、熏烤等方法。

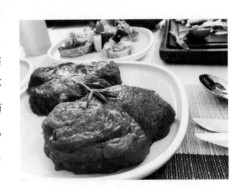

10. 加餐吃坚果不会升高血糖吗

坚果主要分两大类:树坚果和种子类。树坚果有核桃、榛子、杏仁、腰果、夏威夷果、开心果和栗子等;种子类有葵花子、南瓜籽、西瓜籽、花生米等。坚果富含油脂和植物蛋白、维生素 E、叶酸、钙、镁、钾等营养素。坚果中的脂肪酸以不饱和脂肪酸为主,饱和脂肪酸相对较少。每天吃适量的坚果可以补充必需脂肪酸。

过量吃坚果会影响血糖。因为种子类坚果经常作为油料作物,如用来压榨葵花子油、花生油等,30 克葵花子即可提炼出 10 克葵花子油。糖尿病患者如果因为坚果的美味口感而忽视了摄入量,就很容易使总能量超标,进而升高血糖。

糖尿病患者可以吃坚果,结合它的营养特点,在控制饮食的总原则下,把握好进食的数量,同时代替部分烹调油即可。《中国居民膳食指南(2016)》推荐正常人每天摄入坚果 10 克或者每周 50~70 克(去皮去壳后的净重),糖尿病患者也可参考此标准,需要适当减少烹调油的用量。建议患者每天少量多餐,可以选择坚果作为加餐的零食,数量不超过 10 克 / 天为宜,如 5 粒开心果或 3 个腰果或 10 粒南瓜籽。无论是种子类还是树坚果类,尽量选择原味的,不吃添加了糖或盐等调味品的加工坚果。

11. 牛奶含糖,喝了会升血糖吗

牛奶含有丰富的乳糖,可以促进钙吸收,因此被称为补钙的天然来源,新鲜的纯牛奶是不添加蔗糖等进行调味的。部分乳制品,如"果味奶"是在复原乳的基础上添加了蔗糖和果味添加剂加工的。有的人因体内缺乏乳糖酶,所以喝牛奶后会引起腹泻,是典型的乳糖不耐症表现。将牛奶加入益生菌后进行发酵,可制作成酸奶,乳糖转化为乳酸,适合乳糖不耐的人饮用。市面上常见的酸奶一般添加蔗糖、白砂糖、葡萄糖、果糖、麦芽糖等,选购时应注意包装上是否标注"无糖"字样,确认配料表上没有上述添加糖。

每 100 克纯牛奶中含乳糖 4.6~4.8 克,蛋白质 3 克,脂肪 3 克以上。其营养特点符合糖尿病患者的营养需要,乳糖的吸收速度比蔗糖、葡萄糖等糖类慢,对血糖的影响相对较小。

糖尿病患者是骨质疏松的高危人群,因此应适量摄入牛奶或奶制品。《中国居民膳食指南(2016)》推荐正常人每天饮用鲜奶至少 300 毫升。糖尿病患者在控制饮食等总原则下参考推荐量,选择新鲜的纯牛奶或无糖酸奶为宜,不喝调味牛奶饮料和加糖酸奶。体型超重或肥胖的糖尿病患者建议优先选择低脂或脱脂牛奶。

12. 用全素食或辟谷的方式减肥靠谱吗

"辟谷"源自道家养生中的"不食五谷",是古人常用的一种养生方式。传统的辟谷分为服气辟谷和服药辟谷两种主要类型。服气辟谷主要是通过绝食、调整气息(呼吸)的方式来进行,其效用目前缺乏科学依据;服药辟谷则是在不吃主食(五谷)的同时,通过摄入其他辅食(坚果、中草药等),对身体机能进行调节。站在现代医学的角度来看,"辟谷"尚未获得科学研究的认可。"全素食"就是不吃动物性食物的一种饮食模式。它们最大的缺陷就是饮食结构不合理导致的营养素不均衡。长期吃全素食的患者容易出现蛋白质营养不良和贫

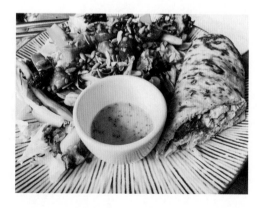

血等表现；"辟谷"的患者容易出现低血糖、口腔溃疡和血脂异常等表现。

不建议糖尿病患者进行全素食或"辟谷"，因为只有营养状况良好才能更好地使血糖稳定，发挥临床治疗的效果。如果患者出现营养不良表现，那么不仅血糖难以稳定，服药剂量或胰岛素使用量也会随之变化不定，易诱发并发症，影响患者的疾病治疗和生活质量。

13. 要想血糖控制好，就要越瘦越好吗

糖尿病患者应保持理想的体重范围，即用身高（厘米）-105计算出自己的理想体重（公斤）数值，将实际体重控制在理想体重数值的正负10%的范围内为宜。判断体型通常采用体质指数（BMI），它的计算公式是实际体重（千克）/身高（米）^{2}。BMI≥28.0是肥胖体型，BMI在24.0~27.9是超重体型，BMI在18.5~23.9是正常体型，BMI<18.5是消瘦体型。保持理想体重就是保持正常体型，有利于血糖稳定性的控制。因此，体型超重或肥胖的患者应适当减重，体型消瘦的患者适当增重，以理想体重为目标。

老年糖尿病患者认为"千金难买老来瘦"，在饮食上控制得过于严苛，饮食中缺乏蛋白质和必需脂肪酸的现象突出，不但体重下降明显，四肢的肌肉更是消耗得快，严重的还会经常跌倒诱发骨折风险，这些表现是肌少症的典型危害。研究表明肌少症与糖尿病是两个密切相关的疾病，相互作用，恶性循环，对老年糖尿病患者的预后及生活质量有很大的影响。

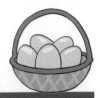

（二）肥胖营养误区

1. 易胖体质喝凉水都长肉吗

喝矿泉水或纯净水不会增加能量摄入，也不会长肉；喝含糖饮料就会增加能量摄入，有可能长肉。含糖饮料常见的有碳酸饮料和调味果汁，它们的共同

点是添加了蔗糖、白砂糖、葡萄糖、果糖或果葡糖浆等有能量的糖。多饮易造成能量过剩引起肥胖。

肥胖的原因有先天遗传因素和后天生活方式因素。虽然先天受遗传基因调控，但基因的表达和生活方式有关。生活方式包括饮食、运动、睡眠和情绪等，如果饮食摄入的能量超过运动消耗的能量，多余的能量以"脂肪"的形式储存在皮下和内脏上，加上熬夜、失眠、抑郁等因素，不知不觉就成了易胖体质。

易胖体质的人要做到量出而入，根据自己的运动消耗量来安排饮食的结构和数量，摄入的能量不超过消耗的能量，才能减肥成功或避免复胖。首先根据作息时间合理安排运动计划，有氧运动结合适当的增肌训练，可以提高代谢率，改善体内胰岛素分泌和受体功能，促进脂肪消耗。再根据运动计划合理安排饮食，坚持平衡膳食原则，安排每天各类食物的数量，多吃富含膳食纤维、维生素、矿物质和水分的低能量蔬菜，适量吃富含优质蛋白质的瘦肉和豆类食物，酌情减少富含淀粉的精细米面，少吃含糖食品，少喝含糖饮料、含酒精的饮料以及酒。

2. 不节食，不运动，能月瘦 20 斤吗

不节食、不运动就能成功减肥是最大的谎言。尝试过各种减肥方法的人一定知道不控制饮食，不增加运动，减肥就难以成功。因为减肥的原理是摄入的能量小于消耗的能量，动员脂肪消耗，减少脂肪含量。大部分人对节食的理解是每天不吃或吃很少的食物，限制种类又限制数量。由此带来了强烈的"饥饿感"和"亏欠自己"的心理感受，直接影响节食的效果，容易放弃，导致减肥失败。适量的有氧运动结合力量训练，对于消耗体内脂肪和增加肌肉力量有很好的效果，但大部分人觉得运动过程太辛苦，不能坚持，容易放弃，导致减肥失败。所以不节食、不运动这样的口号让肥胖者跃跃欲试，导致营养结构失衡，更容易反弹。

通过合理控制饮食结合规律运动的方式减肥，每周体重可减少 1~2 斤，一个月可达 3~4 斤。这是健康的体重下降范围，如果希望效果更加明显，可以在营养师的指导下进一步限制饮食中的能量（不得低于 800 千卡／天），并计算好计划消耗的能量安排适当的运动方式和运动量。不建议快速减重，有可能引起营养不良、皮肤松弛、厌食症等危害。

3. 管住嘴、迈开腿真的有那么难吗

管住嘴要求控制饮食,选择正确的食物种类,吃适宜的数量,应用科学合理的烹饪方法。迈开腿要求改变久坐、依赖代步工具和电梯的行为习惯,养成规律运动或身体锻炼的好习惯。它们符合减肥的原理,通过摄入能量小于消耗能量,动员脂肪消耗,减少身体的脂肪含量,降低体脂百分比。

一颗坚定的减肥决心是管住嘴的前提。①少吃不利于减肥的食物:油煎油炸食物(不论荤素)、奶油蛋糕、夹心巧克力、膨化食品、含糖饮料、牛油火锅、烧烤、荤汤、动物内脏、烹调油较多的中式菜肴、黄油、沙拉酱等。②增加有利于减肥的食物:蔬菜类,如绿叶蔬菜、西蓝花、番茄、黄瓜、芹菜、苦瓜等;粗杂粮类,如燕麦、藜麦、玉米、高粱、糙米等;根茎类,如红薯、土豆、南瓜、山药等;鱼虾类;鸡脯肉等。

迈开腿从生活中的行为方式改变做起,如减少对代步工具的依赖,适当增加步行、骑车等方式出行;上、下三层楼放弃坐电梯改走楼梯的方式;条件允许的情况下每坐 30 分钟就站起来走走。待"迈开腿"的习惯养成,再制订一个规律运动或身体锻炼的计划,以可行的方式、距离或时间作为目标,循序渐进,坚持完成,就能收获强身健体的效果。

4. 每天吃 3 个苹果能减肥吗

每天吃 3 个苹果可能会让体重减少,但减掉的是水分,不是脂肪。每天只吃 3 个中等大小的苹果(重 200 克 / 个),其总能量不足 500 千卡,缺乏优质蛋白质、必需脂肪酸和足够的碳水化合物。不仅无法满足身体每天最低营养需求,有明显的饥饿感,还会引起低血糖反应和蛋白质营养不良,长期采取此方法减肥有可能发生低血糖休克。大部分人坚持 3 天就会放弃,恢复正常饮食,体重也很快回到原来水平甚至超过原来的数值。其问题就在于结构不合理,营养素来源单一,不符合均衡营养的要求,容易造成营养素缺乏引起脱发、低血糖、蛋白质营养不良甚至女性闭经的临床表现。

没有一种食物可以满足人体所有营养素的需求,自然也就没有一种食物具有"减肥"的功效。每一种食物都有自己的营养特点,如谷类富含碳水化合物,肉类富含优质蛋白质和脂肪,蔬菜富含膳食纤维、维生素和矿物质,豆类富含优质蛋白质和钙,奶类富含钙等。减肥者要避免吃单一的食物,尽量混合膳

食,即按照营养师推荐的食物数量将各类食物进行合理搭配和科学烹饪才能既减肥又能摄入较全面的营养素。

5. 轻断食就是每周 2 天不吃,5 天随便吃吗

轻断食是一种膳食模式,也称为间歇性断食模式,指 1 周内 5 天正常进食,其他 2 天(非连续)则摄入平常的 1/4 能量(女性约 500 千卡 / 天,男性 600 千卡 / 天)的饮食模式,有益于体重控制和代谢改善。

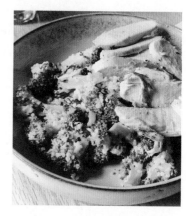

轻断食的 2 天,要限制所吃食物的数量,使摄入的能量控制在平常的 1/4。每天吃 5~10 种食物,选择富含膳食纤维和蛋白质的食物,烹调时以蒸、煮、拌或生吃的方式,尽量用低能量的调味汁(如柠檬醋、盐、少量橄榄油)调味。在外就餐则选择新鲜非油炸并富含膳食纤维和蛋白质的食物,不选用含糖饮料、细粮面包、饼干、薯片等体积小、能量高的食品。另外 5 天不能随便吃。要科学合理搭配各类食物,有充足的蛋白质、维生素和膳食纤维,适量的脂肪与碳水化合物等,做到均衡营养。警惕"补偿性进食",不要因为 2 天的轻断食觉得亏欠了自己而大肆补偿,这样会让轻断食的效果打折扣。

初次体验轻断食日的减肥者会出现"饥饿感",可以通过一些有效的手段来解决。选择饱腹指数高的食物(如蔬菜、水果、土豆、燕麦等);放慢进餐速度,一餐饭的最佳时间在 20 分钟左右;改变进餐顺序,先蔬菜,再瘦肉类,最后少量主食。

6. 减肥期间不能吃肉,多吃水煮菜就可以吗

为了保证减肥期间的营养相对均衡,是允许"吃肉"的。肉类富含优质蛋白质、脂肪、维生素 A 和铁、锌等微量元素。可以分成红肉和白肉,红肉以猪肉、牛肉、羊肉为代表,含有饱和脂肪酸和丰富的铁;白肉以鸡肉、鸭肉、鱼、虾为代表,脂肪含量较红肉少一些。建议吃纯瘦肉,不吃肥肉和肉皮,注意肉类的烹调方式避免用油煎、油炸、烧烤、油爆等方式,以蒸、煮、煨、无油煎(西式牛排)

等方式为宜。

　　水煮菜常用蔬菜、豆制品、肉类和含淀粉食物,但其中也存在陷阱:①用高汤煮菜:高汤大部分是荤汤,如鸡汤、骨头汤、蹄髈汤、鱼汤等。特点是含有较高的脂肪和嘌呤,很容易被煮进食物内,即使只吃菜不喝汤,也容易增加了脂肪和嘌呤的摄入;②觉得健康而忽略了数量:减肥者普遍认为水煮更加健康,却忽略了煮的食物种类和数量,如多吃"火锅丸"、油豆腐果、油面筋、炸素鸡、老油条等素食。其实"火锅丸"里并没有多少肉成分,反而是淀粉含量较高,含油素食是经过油炸制成,能量比原材料高很多。

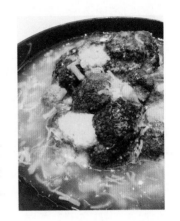

　　健康的水煮菜建议用清水或自制菌汤烫煮食物,定量食用,多选用含膳食纤维多的蔬菜、适量的非油炸豆制品、纯瘦肉或鱼虾、根茎类食物代替淀粉类食物。

7. 空腹运动可以消耗更多的脂肪吗

　　在减肥过程中,要使体内的脂肪消耗分解,需要有一定运动量的要求,即运动的强度多大和持续时间多久,就决定燃烧消耗多少脂肪。研究表明较低的运动强度,持续较长时间的运动比高强度短时间的运动更有利于脂肪的消耗。因此,在进行减肥运动中,需要坚持较长时间的运动,一般不低于30分钟。如果是空腹状态下进行长时间的运动,机体因多种营养素缺乏,容易导致疲劳和虚弱,运动能力减低,一旦血糖供应不足引起血糖反应,严重的还会发生休克,不利于健康,反而影响了减肥的运动坚持,合理的饮食可以增加运动的减肥效果,不建议以空腹运动进行减肥,在进餐后2小时运动最理想。如果清晨时间运动,处于空腹状态,建议在运动前先吃点食物,不宜量多,可以选择体积小、能量密度高、富含钾的食物,如香蕉、苹果、坚果、酸奶等。运动结束后亦不宜立即进食大量食物,因为此时肠胃尚处于抑制状态。如果马上吃东西容易引起消化不良,最好在运动结束30分钟后进食。

　　有氧运动是帮助消耗脂肪的一种有效方式,只有消耗能量大于摄入能量才能达到分解体内糖原、动员脂肪燃烧的目的。运动减肥推荐采用慢跑、快走、游泳、打篮球、打羽毛球、骑自行车、健身操等中等强度的运动方式。以7千米/

小时的速度慢跑为例,运动坚持到 30 分钟后,体内的糖原大部分消耗,此时脂肪开始动员燃烧,随着运动时间延长,运动量增加,能量消耗随之增加。运动量应根据自身耐受程度进行适当调整,最后循序渐进,每天坚持,不建议为了达到快速减肥而进行过量运动,因为这样会增加心肺负荷,容易导致关节和肌肉韧带损伤,运动无法坚持,不利于减肥。

9. 减肥期间不能应酬吗

　　社交场上的应酬不可避免,面对餐桌上的"十菜九荤"和酒,减肥者会很纠结。这样一顿饭吃完能量肯定超标,多出来的能量就变成脂肪在体内储存。建议应酬前可以先吃点黄瓜、番茄和 / 或一杯脱脂牛奶"垫垫肚子",避免在"饥饿感"明显的情况下去就餐。就餐时先观察菜的原料和烹调方式,有针对性地选择能量低的菜吃,尽量不吃油煎油炸、含油量高的菜肴,不喝荤汤和含糖饮料,多吃能量较低的蔬菜、蒸或煮的鱼虾类、五谷杂粮等,控制饮酒量。按照蔬菜 - 肉 - 主食的顺序吃,细嚼慢咽,关注自己的"饱腹感"程度。当达到 7 分饱时就适时放下筷子,与其他人交流交流,转移对菜肴的注意力,时间很快就过去了。

　　如果应酬结束时在饱腹感 7 分且没有饮酒的清醒状态下,天气条件允许的情况下可以在饭后 30 分钟步行 2~3 千米。如果是酒足饭饱的状态,尽量不要运动,此时胃肠道的血液浓度相对较高,盲目运动会引起胃内容物反流灼伤食管,加上饮酒后的意识状态不清醒,行为控制能力下降,容易造成意外伤害。建议尽快回家休息,待第 2 天清醒后酌情调整饮食和运动量。

十一、疾病营养——肿瘤营养

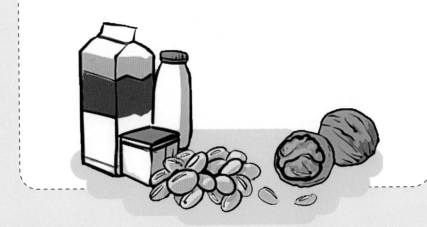

1. 肿瘤患者需要忌口发物吗

所谓"发物"，来源于中国古代民间的一种说法，一般是指富于营养或者有刺激性的食物，能引起旧疾复发或新疾加重。在通常情况下，所谓"发物"也是食物，适量食用对大多数人并不会产生副作用或引起不适，只是对某些特殊体质人群才会诱使其发病。这些容易被所谓的"发物"激发的疾病一般以过敏性疾病为主，如哮喘、荨麻疹等。

"发物"会引起肿瘤患者的复发、转移，在医学上还缺乏足够的证据。到目前为止，临床上并未发现因食用所谓"发物"而导致肿瘤患者复发和转移的病例。鸡蛋、鸡肉、牛奶、牛羊肉等肿瘤患者敬而远之的所谓"发物"，其实都是肿瘤患者补充优质蛋白质的良好来源。但需要提醒肿瘤患者注意：服用特殊药物、过敏体质、肝肾功能不全、病情危重的肿瘤患者食之需谨慎，具体请咨询医生或营养师。

因此，盲目"忌口"不可取！肿瘤患者对常见的食物并没有特殊禁忌，真正需要禁忌的是烟、酒、腌制品、霉变食品、烟熏烧烤及高温煎炸食品等食物。

对肿瘤患者而言，吃得太少、品种单一而导致的体重下降，营养不良是普遍存在的问题。营养不良会直接影响到临床抗肿瘤治疗的效果，有统计数据显示有 20% 的肿瘤患者直接死于营养不良。因此，肿瘤患者不仅要吃饱，更要吃好，更要将吃出营养、吃出健康、吃出长寿作为努力的目标。这既是责任也是挑战，需要医院营养师、管床医师、肿瘤患者和家属的共同努力！

2. 肿瘤患者不能吃猪牛羊肉等红肉吗

红肉是指烹饪前肉质呈现出红色的肉，一般指猪、牛、羊等畜类的肉，含有丰富的肌红蛋白和血红蛋白，因这两种蛋白呈血红色，故而得名。虽然流行病学研究发现，红肉摄入过多的人群患结直肠癌、乳腺癌、前列腺癌等肿瘤的危险性会增高，但这并不意味着"红肉"一无是处，要被肿瘤患者敬而远之。其实，只要掌握适宜的摄入量以及科学的烹调方式，肿瘤患者完全可以放心地食用。

新鲜"红肉"营养丰富，含有优质蛋白质、维生素 B_{12}、硫胺素、核黄素和铁元素等营养物质。《中国居民膳食指南（2016）》中指出增加畜肉类摄入可降低贫血发病风险，推荐中国成人畜禽肉的每日摄入量为 40~75 克，禽类优于畜肉,选吃瘦肉,烹饪方法推荐采用蒸、煮、氽等。

精加工肉制品往往要经过腌渍、烟熏、烘烤等处理,这样的加工方式常常会产生苯并芘、杂环胺、亚硝胺等致癌物质。但需要说明的是,致癌能力与分级并没有必然联系,致癌物的分类依据并不是以致癌能力区分的,而是依据科学证据的确凿程度区分,致癌证据明确程度越高,则分级级别越高。故而精加工肉类食品中含有致癌物质,并不代表吃了此类食物一定会患癌。长期大量食用这类精加工肉类食品,可能增加癌症风险和健康隐患。《中国居民膳食指南(2016)》中指出,过多摄入烟熏食品可增加胃癌、食管癌、乳腺癌的发病风险。因此,精加工肉制品对于肿瘤患者而言,建议少吃或不吃。

3. 吃素有利于肿瘤患者康复吗

吃素不仅不利于正常人群的健康,更不利于肿瘤患者等疾病人群的康复。素食者长期不吃肉类、蛋类、奶类及其制品将缺乏人体必需的多种营养物质,导致健康人群尤其是肿瘤患者具有以下健康风险:一是,素食者日常饮食中以主食、蔬菜为主,碳水化合物的摄入量较高,因而增加高血糖的风险。二是,素食者优质蛋白缺乏,长此以往会导致健康人群免疫力低下,情绪低落;素食的肿瘤患者会引起术后创口不易愈合、并发症增加等问题,不利于肿瘤患者康复。三是,长期素食者存在脂溶性维生素及维生素 B_{12}、铁、锌、硒等微量营养素缺乏的风险。

若肿瘤患者因个人信仰坚持素食,建议咨询营养师制订个性化的营养干预方案,在日常饮食中注意提高蛋类、奶类、大豆及其制品的摄入量,并合理搭配五谷杂粮和坚果类食物,以弥补优质蛋白质的摄入不足。

古语云“兵马未动,粮草先行”,肿瘤患者维持良好的营养状况至关重要。手术、放化疗、免疫治疗、靶向治疗等一切临床抗肿瘤治疗手段,都需要患者良好的营养状况保障,从而增加临床治疗的疗效,降低并发症的发生率,降低患者死亡率,延长肿瘤患者的生存时间。肿瘤患者在日常饮食上因遵循《中国居民膳食指南(2016)》推荐的“平衡膳食”模式,广泛摄取,荤素搭配,做到“全面、均衡、适度”,摄入数量充足种类多样的食物,避免营养过剩或营养缺乏。食物多样是实践平衡膳食的关键,也是肿瘤康复期患者日常饮食原则。

4. 乳腺癌患者不能喝豆浆、吃豆制品吗

乳腺癌患者能喝豆浆、吃豆制品。

大豆及其制品中含有的大豆异黄酮是一种植物雌激素,是植物中具有弱雌激素作用的一类化合物,此类化合物通过与甾体雌激素受体以低亲和度结合从而发挥雌激素样效应。植物雌激素并不是激素,只不过其植物成分的分子结构与哺乳动物雌激素的结构相似,实际上是一类具有类似动物雌激素生物活性的物质。

因此,与药物雌激素相比,植物雌激素更加安全可靠。医学研究表明,豆制品中所含有异黄酮类物质仅为女性荷尔蒙的 1/1 000~1/100,含量很低,根本不会诱发乳腺癌患者雌激素水平激增和紊乱。大豆及其制品中含有的大豆异黄酮类物质对女性体内雌激素水平起到双向调节的作用。当人体内雌激素水平偏低时,大豆异黄酮具有提高雌激素水平的功效;而当体内雌激素水平偏高时,大豆异黄酮又能发挥降低体内雌激素水平的作用。大量医学研究显示,大豆及其制品的大豆异黄酮类物质具有防癌抗癌的功效,食用大豆制品不但不会增加乳腺癌复发和转移的风险,反而能降低健康人群罹患乳腺癌的风险。

《中国居民膳食指南(2016)》中推荐每天食用约 25~35 克大豆及坚果类食物。因此,乳腺癌患者日常喝豆浆、吃豆制品是安全的、健康的,可以放心地长期食用。

5. 阿胶、红枣是肿瘤患者的补血佳品吗

贫血在医学上是指人体外周血红细胞容量减少,低于正常范围下限的一种临床症状,缺铁性贫血在临床上最为常见。因此,我们常说的补血,其实就是补充人体必需的铁元素。中国人自古以来有"以形补形"的说法,传统思想认为红色的食物可以补血,因此阿胶、红枣等食物被认为是肿瘤患者的补血佳品。

红枣分鲜枣和干枣,《中国食物成分表》中显示,鲜枣和干枣的含铁量并不高,每100克中铁元素的含量还不到3毫克。此外,红枣中所含的铁是非血红素铁,容易受到多种因素的影响,在人体内的吸收利用率低。由此可见,无论是鲜枣还是干枣含铁量都低,吸收利用率也不高,完全无法达到人们期待

的补血效果。实际上,红糖、红枣、红豆等红色食物的颜色并非来自于铁元素,而是来源于植物的花色素类物质。

被人们誉为补血圣品的"阿胶"补血效果究竟怎么样呢?关键在于阿胶的成分。上等阿胶是由驴皮熬制而成,主要成分是胶原蛋白,含铁量极低,补铁效果微乎其微。胶原蛋白并非优质蛋白,营养价值不高,远不如鸡蛋、牛奶等食品。

食物中的铁元素主要分为血红素铁和非血红素铁,血红素铁可被人体直接吸收,不容易受膳食因素影响,吸收利用率高,在动物肝脏、动物血、红肉等动物性食物中含量较为丰富。非血红素铁主要存在于植物性食物中,消化吸收率低,但新鲜果蔬中所富含的维生素 C 可以促进食物中非血红素铁的吸收率。

6. 肿瘤患者喝汤更有利于补充营养吗

肿瘤患者喝汤真的更有利于补充营养吗?让我们来分析汤中的营养成分。浓汤色泽诱人的乳白色来源于汤中的脂肪。动物禽、畜肉中的脂肪在长时间的炖煮中"跑"到了汤里,在高温汤水中沸腾翻滚,逐渐打散成无数微小的脂肪颗粒,这些脂肪颗粒折射光线,呈现出晶亮诱人的乳白色汤色。煲汤的时间越长,肉中溶解到汤中的脂肪越多,汤也就越浓越白。因此,"老火靓汤"中的脂肪很丰富、风味物质很丰富,但是真正有利于肿瘤患者康复的蛋白质等营养成分却很少,营养价值并不高。

还有不少人坚信大骨浓汤是补钙食疗的佳品,他们认为通过长时间的炖煮,大骨中的丰富钙质会溶解到汤中,营养滋补。实际上,骨头中所含的钙质是以"磷酸钙"形式存在,几乎不溶于水。骨和肉经过长时间的炖煮变得酥软,并非是骨钙而是肉中胶原蛋白析出溶出,即使炖骨头汤时加醋,汤中的钙含量依然是微乎其微的。

因此,"精华都在汤里"的说法没有科学依据。汤中的营养物质主要还是保留在鱼肉类和煲汤的食材中,富含蛋白质、维生素、微量元素等营养物质。畜、禽肉类富含的蛋白质消化利用率高,是优良蛋白质的良好来源。对于肿瘤患者而言,喝汤弃肉得不偿失!咀嚼、吞咽困难,术后需要进食流质的肿瘤患者另当别论,建议将汤中的鱼肉类和其他食材用破壁机或搅拌机打碎搅拌,制成鱼肉羹、鱼肉糊食用,这样既便于此类肿瘤患者进食,又有利于营养物质的消化吸收。

7. 饥饿疗法有利于康复吗

当然不能！所谓的"肿瘤饥饿疗法"其实是个伪命题,完全是个悖论。这种"杀敌八百,自损一千"的"肿瘤饥饿疗法"的伪科学依据是通过"饥饿"让身体失去能量供应,给肿瘤细胞"断粮",抑制肿瘤的生长,从而"饿死"肿瘤。

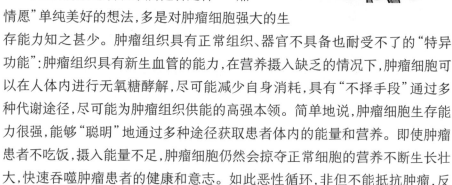

其实,肿瘤患者和家属抱着这种"一厢情愿"单纯美好的想法,多是对肿瘤细胞强大的生存能力知之甚少。肿瘤组织具有正常组织、器官不具备也耐受不了的"特异功能":肿瘤组织具有新生血管的能力,在营养摄入缺乏的情况下,肿瘤细胞可以在人体内进行无氧糖酵解,尽可能减少自身消耗,具有"不择手段"通过多种代谢途径,尽可能为肿瘤组织供能的高强本领。简单地说,肿瘤细胞生存能力很强,能够"聪明"地通过多种途径获取患者体内的能量和营养。即使肿瘤患者不吃饭,摄入能量不足,肿瘤细胞仍然会掠夺正常细胞的营养不断生长壮大,快速吞噬肿瘤患者的健康和意志。如此恶性循环,非但不能抵抗肿瘤,反而降低人体免疫力,还会让肿瘤进展更快。

众所周知,营养不良已成为肿瘤患者的严重威胁,良好的营养状况才是对抗肿瘤的利器！目前,国内外各大医学指南和权威机构都无任何证据表明加强营养会促进肿瘤生长,相反针对营养不良的肿瘤患者进行科学合理的营养支持和积极的营养干预,不仅不会促进肿瘤生长,反而可以纠正患者的负氮平衡,改善患者的营养状况,增强免疫功能,有助于临床抗肿瘤治疗,有助于提高肿瘤患者的生活质量,延长生存期。

8. 肿瘤患者能喝酒吗

癌症患者不建议饮酒,尤其是头颈部癌症患者禁止饮酒。

酒的主要成分是酒精,医学上称为乙醇。乙醇在人体中主要通过肝脏进行代谢,其代谢过程如下:乙醇被乙醇脱氢酶代谢为乙醛,乙醛又通过乙醛脱氢酶转化为乙酸和水,而后排出体外。乙醛就是导致饮酒者出现面红、心跳加速、头晕、恶心等醉酒反应的化学物质,它是一种致癌物。国际顶尖医学杂志《自然》于 2018 年发表了一项来自剑桥大学学者的研究,该研究通过动物实验证实:酒精中含有的乙醇及其代谢产物乙醛可以直接破坏造血干细胞的 DNA 结构,从而诱导细胞基因突变,增加肿瘤发生的风险。医学研究表明,长期大量饮酒,不仅会引起急性中毒,而且会增加肝损伤、痛风的发病风险。乙醛在人体内过量蓄积会增加口腔癌、食管癌、肝癌、乳腺癌、结直肠癌等癌症的发生风险。

"小酌怡情,大饮伤身",对于乙醛脱氢酶缺陷或活性不足而导致喝酒脸红的人群建议尽量减少酒精摄入,《中国居民膳食指南(2016)》中建议健康人群不饮酒或少饮酒。其中建议饮酒成年男性一天饮用的酒精量不超过 25 克,相当于 750 毫升的啤酒、250 毫升的葡萄酒、75 克 38 度和 50 克 52 度白酒的量;女性一天饮用的酒精量不超过 15 克,相当于 450 毫升的啤酒、150 毫升的葡萄酒、50 克 38 度和 30 克 52 度白酒的量。

9. 肿瘤患者能喝茶吗

当然能。

医学研究发现,茶叶中含有 300 多种成分,其中最主要的有益成分是茶多酚、生物碱、氨基酸,其中茶多酚具有抗氧化的功效为大众所熟知。茶的种类繁多,制作工艺也不尽相同,因此茶多酚的含量也不同。绿茶的氧化程度较低,最大限度地避免了茶多酚的氧化破坏,因而含量最高。

虽然细胞及动物实验已经证实,茶叶中所含的茶多酚等多酚类物质能够抑制肿瘤细胞的生长,但依然缺乏有说服力的人体直接证据,毕竟体外实验、动物实验的结论并不能如此简单、直接地推广到人群。

流行病学调查追踪比较喝茶人群和不喝茶人群罹患癌症风险,临床干预研究喝茶能否降低人体内某种与癌症相关的生物标志物的含量。但国内外的多项研究并未得出一致的结论,有些研究证实喝茶能够降低人群患肺癌、乳腺癌、卵巢癌、结肠癌、前列腺癌等癌症的风险,但也有些研究认为喝茶并不能降低罹患癌症的风险。茶叶的种类繁多,不同的茶叶种类制作工艺、冲泡的方式不尽相同,直接影响到茶叶抗氧化的有效成分含量,从而影响到科研数据的结果。茶叶中所含的茶多酚的确具有抗氧化能力,但抗氧化能力强并不等同于能抗癌。到目前为止,科研人员尚未能获得喝茶抗癌防癌的确切证据。

肿瘤患者饮茶需注意：一是，忌饮浓茶，建议喝淡茶。二是，忌饮烫茶、冷茶，建议喝温茶。三是，忌饮奶茶、凉茶、茶饮料，建议喝整叶茶、袋泡茶。四是，注意茶叶的储存，以防受潮变质。

10. 肿瘤患者不吃饭，吃保健品、名贵补品行吗

当然不行，所谓"防癌""抗癌"的保健品大多是商家炒作的概念。曾经被吹捧得神乎其神的补品血燕、胶原蛋白饮品等保健品、名贵补品，被媒体揭露真相，其营养价值还比不上普通的鸡蛋。

冬虫夏草也曾被认为具有抗癌、防癌，提高免疫力等多种神奇功效，是肿瘤患者及家属心目中的名贵补品，坊间流传着"一两虫草三两金"的说法。清代的《本草从新》是我国古代最早记载冬虫夏草的古籍，该书中记载"冬虫夏草甘平保肺，益肾，补精髓，止血化痰"。《中国药典(2015版)》中有关冬虫夏草的描述为"补肾、益肺、止血化痰，用于久咳虚喘、劳嗽咯血"。冬虫夏草的确有药用价值，但作用有限，并非是包治百病的神药。国家食品药品监督管理总局在2016年下发《总局关于停止冬虫夏草用于保健食品试点工作的通知》(2016)21号。食品药监局给出了权威解读："冬虫夏草属中药材，不能作为保健品原料"。2018年，国家食品药品监督管理总局权威发布关于冬虫夏草的安全消费提示："检验出冬虫夏草、冬虫夏草粉及纯粉片产品中，砷的含量为4.4~9.9毫克/千克，长期食用冬虫夏草存在较高的健康风险。"自此，冬虫夏草"包治百病"的神话破灭，回归"平常之药"。

由此可见，高价格并不能和高营养价值简单地画上等号。肿瘤患者万万不可将希望都寄托在所谓的"神药""补品"上，耽误吃饭和临床抗肿瘤治疗。

11. 大蒜、洋葱、秋葵等蔬菜有杀死癌细胞的奇效吗

大蒜、洋葱、秋葵等坊间流传的"抗癌神菜"真的有这么神吗？让我们从营养学的角度理性地分析看看：大蒜、洋葱、秋葵都是富含维生素和矿物质的蔬菜。实际上，所有新鲜的蔬菜都能抗氧化，并非大蒜、洋葱、秋葵的"独门绝技"。大蒜和洋葱独特的气味主要来自于其含有的蒜素，这种蒜素具有消除疲劳、增强体力的作用。秋葵的营养价值确实比较高，富含钾、维生素C、维生素B₁、膳食纤维等。但说到底，秋葵只是一种高营养价值的蔬菜，被认为具有抗

癌作用的秋葵"黏液",其成分是多糖类物质,并没有神奇的抗癌作用。

人类的营养是由多种多样的食物提供的,指望某种神奇的"抗癌神菜"具有杀死癌细胞的功效,完全是不切实际的。蔬菜虽然没有杀死癌细胞的能力,但"蔬菜水果是平衡膳食的重要组成部分",富含维生素和矿物质,《中国居民膳食指南(2016)》要求"餐餐有蔬菜,保证每天摄入 300~500 克蔬菜,深色蔬菜应占 1/2"。《恶性肿瘤患者膳食指导》中也特别强调食物的选择应多样化,建议肿瘤适当多摄入富含蛋白质的食物,多吃蔬菜、水果和其他植物性食物。

12. 用食物调节人体酸碱平衡,能防癌抗癌吗

酸碱平衡是指在正常生理状态下,血液的 pH(酸碱度)维持在一个范围内,即动脉血 pH7.35~7.45 的稳定状态。维持人体基本的生命活动主要取决于体内精准的酸碱平衡及内环境稳态。体内酸、碱产生过多或不足,引起血液 pH 的改变,称为酸碱失衡。即使是微小的失衡,也可能引起人体的代谢紊乱,影响人体重要器官的功能。

天然食物是不可能调节人体酸碱度的,酸碱食物的定性理论是应用于食物矿物元素含量测定的方法,被不良学者、不法商家偷换概念到防癌抗癌的食疗中。

用食物所谓的"调节"人体酸碱平衡达到防癌、抗癌完全是个伪命题。想要抗癌防癌,平衡膳食是关键。合理营养是健康的物质基础,而平衡膳食又是合理营养的根本途径。"平衡膳食"模式是保障人体营养需要和人群健康的基础,食物多样化是"平衡膳食"模式的基本原则。每天的基本膳食应包括谷薯杂粮类、新鲜蔬菜水果类、畜禽肉类、鱼虾类、蛋奶类、大豆坚果类等食物。只有通过平衡膳食,才能最大程度地满足人体对各种营养素的需要,达到合理营养,促进健康的目的。《中国居民膳食指南(2016)》中建议平均每天至少摄入 12 种以上食物,每周 25 种以上。普通大众建议根据《中国居民膳食指南(2016)》安排日常饮食和身体活动,这才是通往健康、抗癌防癌的光明之路。健康中国,营养先行!

十二、疾病营养——其他

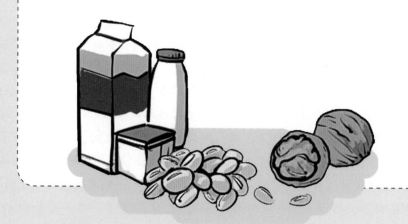

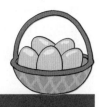

（一）慢性肾病营养误区

1. 肾病综合征患者应限制蛋白质摄入，不能吃荤菜吗

荤菜指鸡、鸭、鱼、肉、蛋、奶等动物性来源的食物，其富含蛋白质，是机体蛋白质的主要来源。肾病综合征患者临床特征是大量蛋白尿、低血浆白蛋白血症、高脂血症和水肿。研究认为，高蛋白饮食不能降低尿蛋白排泄，反而增加蛋白从尿中丢失，并且会通过对肾小球内血流动力学的影响引起肾功能损伤。因此，肾病综合征患者，不推荐使用过高蛋白质的摄入。但是肾病综合征患者的蛋白质摄入也不是越低越好，过低的蛋白质容易导致营养不良，反而不利于疾病的康复。肾病综合征患者的蛋白质摄入量与病程有关，一般情况下，按0.8~1.0克/（千克·天）给予正常蛋白质饮食，其中60%为动物蛋白。所以，在饮食中必须要保证一定量的荤菜摄入，提供优质蛋白质摄入，维持良好的营养状态。

2. 慢性肾病患者不能吃盐，可以用秋石来代盐吗

盐的主要成分是氯化钠，是机体钠的主要来源之一。许多肾病患者都存在水钠潴留现象，会增加肾脏的负担。因此对存在高血压、水肿、少尿等症状的慢性肾炎、肾衰竭患者必须严格限制钠甚至限水摄入，以免造成过多水钠潴留，加重水肿和高血压。一般应采取低盐饮食，要求每天食盐控制在2~3克（或酱油10~15毫升），禁用各种盐腌、腊、熏等加工的食物。由于限制了盐的使用，饮食的菜肴口味变得清淡，对于患者而言可能影响其食欲，为了改善饮食口味，有人用秋石来替代食盐以增加菜肴的咸味。秋石分淡秋石和咸秋石，具有咸味的是咸秋石，它是取食盐加洁净泉水煎煮，过滤，将滤液加热

蒸发,干燥成粉霜,也称为秋石霜。咸秋石中含氯 59.82%、钠 38.79%,其主要成分其实就是食盐,从化学组成看其钠含量与食盐中钠含量(钠 39%)相差无几,所以,用秋石代替食盐并不能减少钠的摄入,对慢性肾病患者没有益处。

3. 慢性肾衰患者不能吃豆制品吗

大豆富含蛋白质,人体必需氨基酸的组成和比例与动物性蛋白相似,具有较高的营养价值,属于优质蛋白。大豆蛋白中赖氨酸含量高,可以弥补谷类食物中赖氨酸含量不足,提高谷类的营养价值。蛋氨酸是大豆蛋白的第一限制氨基酸,由于含量少,还能起到预防和减轻同型半胱氨酸血症的作用。因此大豆蛋白质也是一种优质蛋白的来源,而且大豆制品的消化率也很高,不亚于动物蛋白的消化率。传统观点认为动物蛋白含较多必需氨基酸对肾脏功能有益,大豆及大豆类制品含较多非必需氨基酸,且钾、磷含量较高,加重肾损害,不宜摄入。而近年来的研究认为,大豆蛋白比动物蛋白更具优越性,不仅富含优质的必需氨基酸,且大豆中含有的其他成分(如大豆异黄酮)还有保护肾脏的作用。多项临床研究表明大豆蛋白饮食能够减轻肾小球高血流量、高滤过和高压力的状态,从而延缓肾小球硬化的进程。因此,肾衰患者不能吃大豆及其制品的认识是不完全正确的。但是鉴于肾衰患者蛋白质总量摄入的限制,豆制品也不能随意无限制地摄入,在摄入时必须在控制蛋白质摄入总量的前提下适量摄入,并和其他富含蛋白质的动物性食物进行等值交换。

4. 慢性肾衰患者要低蛋白质饮食,不能吃肉,最好吃素吗

慢性肾脏病患者的营养治疗原则是在适当限制蛋白质摄入的同时保证充足的能量摄入,选择多样化、营养合理的食物,以防止营养不良发生。根据患者的具体病情,制订合理的饮食方案,当患者的肾小球滤过率减低(或血肌酐升高)诊断为慢性肾衰(透析治疗前)时,要求患者摄入优质低蛋白质饮食,一般每天的蛋白质总量控制在 30~40 克。我们日常饮食中蛋白质主要来源于肉类食品,如牛肉、鸡肉等大部分瘦肉中蛋白质的含量约为 20% 左右,因此,

对于肾衰患者肉类食品必须要严格控制,不能随意放开进食。每天的肉类总量基本要限制在 80~150 克以内,保证蛋白质不超过标准。植物性食物除豆类和坚果外,蛋白质含量相对较低,米面蛋白质含量约 8%,大部分的蔬菜水果的蛋白质含量不超过 2%,淀粉类食物和植物油中不含蛋白质。因此,如果不摄入动物性食物,吃素食,其总蛋白质量确实能控制在较低水平。但是植物性蛋白质量不高,含必需氨基酸种类不全、比例不佳,为非优质蛋白,在体内利用率低,产生的代谢废物多,会增加肾脏负担。所以,肾衰患者如果纯素饮食虽然蛋白质的总量能够控制,但是蛋白质的利用率不高,长期素食容易导致蛋白质营养不良,机体抵抗力降低,不利于患者的病情控制。肾衰患者的饮食中必须保证一定量的蛋类、奶类、肉类、鱼虾类和豆制品等富含优质蛋白的食物摄入。

5. 慢性肾脏病透析患者饮食和正常人一样可以自由选择,不再需要控制饮食吗

慢性肾脏病透析患者,不论是血液透析或者是腹膜透析,在治疗的过程中会有大量的营养素,如蛋白质、水溶性维生素等从透析液中流失,因此,饮食中不能再限制蛋白质摄入,否则极易发生营养不良。研究表明对于血液透析患者,氨基酸及多肽类物质可通过透析膜丢失,每次透析可丧失 2~3.5 克蛋白质;而对于进行连续卧床腹膜透析每天丧失蛋白质 10 克左右,若有腹腔感染或透析液中葡萄糖浓度提高,则蛋白质丢失更多,每天可达 10~30 克,在漏出的蛋白中,主要是白蛋白和免疫球蛋白,并有氨基酸的丧失,因此对于透析患者供给足量的蛋白质,每天蛋白质按理想体重 1.0~1.2 克 / 千克供给。根据患者临床状况调整饮食,主要原则是优质蛋白质、低盐限水饮食,每天食盐不超过 2 克,水分不超过 1 000 毫升;膳食中蛋白质、脂肪、碳水化合物的比例符合均衡饮食的比例,主食为主,荤素搭配;蛋白质供给应比正常人要稍高,可选择提供优质蛋白的来源畜禽肉类、鱼虾、蛋类、豆类等食物;忌食粗杂粮、动物内脏、鱼籽、贝类食物。

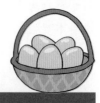

（二）高血压营养误区

1. 高血压患者饮食只要限盐，不咸的食物就可以吃吗

食盐由氯和钠组成，是食物烹饪或加工食品的主要调味品，它的作用是调制口味和增强风味。研究证据表明，食盐摄入过多可增加高血压的发生风险。因此，减少及限制食盐用量是预防和治疗高血压的重要措施。除了减少烹调过程中食盐的使用量，还应降低"隐性盐"的使用，包括酱油、酱类、咸菜以及高盐食品。需要注意的是，一些加工食品虽然吃起来没有咸味，但在加工过程中或多或少地都添加了食盐，甚至面包、麻花、蛋糕、饼干、芝士、奶酪、话梅、瓜子等甜食中同样含有大量的隐性盐。在食品加工的过程中，含钠的食品添加剂如谷氨酸钠（味精）、碳酸氢钠（小苏打）、碳酸钠、枸橼酸钠、苯甲酸钠等，这些都会增加加工食品的钠含量。所以，不咸的食物并不代表就不含钠，高血压患者除了降低食盐摄入，培养清淡口味，逐渐做到量化用盐，还要学会看营养标签，少吃加工（高钠）食品。

2. 高血压患者不能吃动物油，植物油多吃没关系吗

过多的脂肪摄入会增加肥胖，体重增加和肥胖是高血压发病的危险因素。因此，高血压患者需要减少烹调用油、动物脂肪和高脂肪类食物的摄入，尽量避免富含饱和脂肪酸的肥肉和动物油脂。烹调油是提供人体所需脂肪的重要来源，可分为植物油和动物油。常见植物油如大豆油、花生油、葵花子油、菜籽油、芝麻油、玉米油、橄榄油等；常见的动物油如猪油、牛油、羊油、奶油（黄油）、鱼油等。植物油作为主要的烹调用油，是人体必需脂肪酸和维生素E的重要来源。与动物油脂相比，植物油的能量并不低，1克花生油或是橄榄油所产生

的能量和 1 克猪油或是牛油是一样的。因此,如果植物油食用过多,产生的能量也会增加,久而久之能量过多蓄积导致体重增加,血压会随着体重的增加而增高。高血压患者应该优先选择富含单不饱和脂肪酸的橄榄油、菜籽油、茶籽油以及含多不饱和脂肪酸的大豆油、玉米油、花生油等。尽量不食用动物油、椰子油、棕榈油。推荐交替使用不同种类的植物油,每天烹调用油控制在25~30 克。少食用或不食用油炸和富含油脂的食品以及含反式脂肪酸的食品(如蛋糕、点心、人造黄油等)。

3. 高血压患者饮食只要把盐控制好,其他食物无需控制吗

大量流行病学资料显示,生活方式是心血管疾病发病率和病死率的决定因素,而膳食模式又是其中的重要环节。引起血压升高的因素有很多,除了高钠低钾饮食以外,能量摄入过多引起的超重或肥胖、膳食中单糖(葡萄糖、果糖)摄入过多、钙摄入不足等。因此,高血压患者每天的进食量要适当,以保持适宜的体重。超重和肥胖的高血压患者除适当增加体力活动外,应当适当减少每天的能量摄入。减少能量的方法是每天比原来摄入的能量减少 300~500 千卡,或者女性患者能量摄入在 1 000~1 200 千卡 / 天,男性患者能量摄入在 1 200~1 600 千卡 / 天。在食物的选择上,遵循食物多样化及平衡膳食的原则,适当增加全谷类和薯类食物的摄入,粗细搭配。优先选择鱼、虾、禽、蛋和瘦肉类食品,脱脂或低脂牛奶、豆制品、新鲜蔬菜和水果等。可适量食用坚果,每周 50 克左右。尽量减少摄入富含油脂和精制糖的食物,限量食用烹调油。每天食盐摄入量不超过 5 克,推荐低盐膳食和高钾膳食,并适当增加钙和镁的摄入量,戒酒。不宜饮用含糖饮料、碳酸饮料、浓茶和浓咖啡,可适量饮用白开水、淡茶水、矿泉水、无糖的水果汁和蔬菜汁,保证摄入充足的水分。在饮食习惯上,进食应有规律,不宜进食过饱,也不宜漏餐。

4. 高血压患者只要规律用药,饮食和血压控制关系不大吗

心血管疾病的发生往往与行为因素及生活方式有关,高血压是我国常见

的与膳食营养有密切关系的心血管疾病之一。高血压的治疗是强调生活方式的调整,它既有助于高血压的预防,又可以帮助高血压的治疗。生活方式的调整包括:减轻体重、增加运动、限制饮酒和减少钠盐的摄入以及采用合理的饮食模式。因此,治疗高血压不是单纯地规律用药,还需要通过积极地改变生活方式,调整饮食结构,从而发挥最大的降压效果。

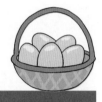

（三）痛风营养误区

1. 痛风不能吃海鲜,其他食物可以随意吃吗

以往认为痛风对人体的影响主要是尿酸盐结晶沉积在关节和肾脏而引起相应的病变。近年来许多研究证明,痛风与代谢综合征同时出现,并已成为代谢综合征的一部分(包括中心性肥胖、糖耐量异常、高血压、脂质代谢紊乱以及微量蛋白尿等代谢异常)。因此痛风的患者除了限制嘌呤含量高的食物外,应该合理限制总能量摄入以保持适宜体重。超重或肥胖的痛风患者应缓慢减重达到并维持正常体重。建立良好的饮食习惯,进食要定时定量或少量多餐,不要暴饮暴食或一餐中进食大量肉类。少用刺激性调味品。

一般人日常膳食摄入嘌呤为 600~1 000 毫克,在急性期,嘌呤摄入量应控制在 150 毫克 / 天以内,对于尽快终止急性痛风性关节炎发作和加强药物疗效都是有利的。在急性发作期,宜选用含嘌呤少(每 100 克含量 <50 毫克)的食物,以牛奶及其制品、蛋类、蔬菜、水果、细粮为主。在缓解期,可适量选含嘌呤中等量(每 100 克含 50~150 毫克)的食物,如肉类食用量每天不超过 120 克,尤其不要集中一餐中进食过多。无论在急性或缓解期,均应避免含嘌呤高(每 100 克含 150~1 000 毫克)的食物,如动物内脏、沙丁鱼、凤尾鱼、小鱼干、牡蛎、蛤蜊、浓肉汁、浓鸡汤及鱼汤、火锅汤等。

2. 动物性食物含嘌呤高,不能吃吗

　　一般来说,外源性嘌呤约占体内尿酸的 20%,内源性嘌呤约占体内尿酸的 80%。食物中嘌呤含量过高,往往是诱发暂时性高尿酸血症致使痛风急性发作的原因。因此,减少外源性嘌呤摄入,减轻血尿酸负荷,有利于降低痛风发生的风险或减少痛风急性发作的次数。动物性食物含有大量嘌呤,如动物内脏、浓肉汤、各种肉类以及大多数鱼类,应避免食用,但是牛奶、蛋类等因为不含核蛋白属于低嘌呤食物,所以痛风患者完全可以吃。动物性食物富含蛋白质、脂类、脂溶性维生素、B 族维生素和矿物质等,是日常膳食的重要组成部分。对于缓解期的痛风患者,可增选中等嘌呤含量的食物,除了正常食用牛奶和鸡蛋外,建议每天动物性食物摄入量不超过120 克,肉类煮后弃汤可以减少一部分嘌呤含量,但是不要在一餐中进食肉类过多。

3. 蔬菜水果含嘌呤低,可以随意吃吗

　　尿酸在尿的溶解性与 pH 相关,随着尿的 pH 升高,尿酸的溶解性亦增加,故提倡多摄入在体内最终代谢产物呈碱性的食物,如新鲜蔬菜、水果等。与动物性食物相比,蔬菜和水果等植物性食物含嘌呤量较少,大多数蔬菜或水果每100 克嘌呤含量小于 50 毫克。因此,无论是急性发作期还是缓解期的痛风患者都可以正常选食各类蔬菜和水果。但并不是所有的蔬菜都是低嘌呤食物,如黄豆芽、芦笋、香菇、紫菜、豆苗等嘌呤含量就比较高,在痛风急性发作期应尽量避免食用,缓解期减少进食次数和进食量即可。水果和蔬菜一样属于低能量食物,但是水果中含碳水化合物较蔬菜高,大约 5%~30%,主要以双糖或单糖形式存在。所以,对于需要限制能量摄入的超重或肥胖患者来说,水果也并非多多益善。

4. 喝啤酒、茶、咖啡有助于尿酸排出吗

　　痛风患者摄入足够的液体可以增加尿酸溶解,有利于尿酸排出,预防尿酸肾结石,延缓肾脏进行性损害。每天应饮水 2 000 毫升以上,约 8~10 杯。伴肾结石者最好能达到 3 000 毫升,为了防止夜尿浓缩,夜间亦应补充水分。

饮料以普通白开水、淡茶水、矿泉水、鲜果汁、菜汁等为宜。但不建议饮用啤酒、咖啡和浓茶。酒精代谢使血乳酸浓度升高,乳酸可抑制肾小管分泌尿酸,使得肾排泄尿酸降低。啤酒本身嘌呤含量很高会使血尿酸浓度增高。饮酒过多,产生大量乙酰辅酶A,使脂肪酸合成增加,三酰甘油进一步升高,所以痛风患者应禁酒。此外,浓茶和咖啡都有兴奋自主神经的作用,都可能会诱使痛风急性发作。

5. 痛风患者禁止吃豆类及其制品吗

合理控制饮食减少外源性的嘌呤摄入,可使血尿酸降低,是痛风患者管理的重要环节之一,可大大减少痛风的急性发作。传统观点认为,痛风患者应该禁食豆类及其制品,因为此类食物中嘌呤量过高,越来越多的研究表明这样认识是片面不科学的。豆类一般分为大豆和杂豆类,豆制品则是由大豆或杂豆作为原料制作的发酵食品,根据制作工艺的不同,又包含很多品种,比如豆腐、腐竹、豆芽等,它们的嘌呤含量大致相同,痛风患者可以根据具体的食物嘌呤含量区别对待,合理食用。嘌呤含量高的食物应尽量避免食用,以控制外源性嘌呤的摄入;嘌呤含量中等的食物,可适当选择食用,但还需注意控制摄入总量;嘌呤含量较低的食物,可适当放宽摄入量。痛风患者在豆类食品的选择上,既要考虑嘌呤含量的高低,也要注重烹调方式,这样才能有效降低痛风发作。比如大豆中含有草酸、植酸和嘌呤,嘌呤溶于水,如果打成豆浆后这些成分都保留在豆浆中,大量饮用后会造成血尿酸水平的暂时性升高。但如果充分挤水,制成豆腐干和腐竹,会大量去除嘌呤、草酸等,作为植物性蛋白质来源,豆腐干中丰富的钙和镁对尿酸的排出十分有利。

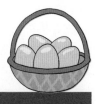

（四）脂肪肝营养误区

1. 脂肪肝是肥胖的并发症之一，需要快速减肥吗

目前全球脂肪肝的流行主要与肥胖症患病率迅速增长密切相关。脂肪肝的发病因素有很多，其中胰岛素抵抗是最重要的原因。控制体重可以改善胰岛素抵抗，是治疗肥胖相关脂肪肝的最佳措施。实施能量及脂肪（特别是饱和脂肪酸）摄入限制，使体重逐步下降（每周减轻 1 千克左右），但注意过快体重下降（每周超过 1.6 千克），反而动员更多的脂肪酸游离出来，让肝脏合成脂肪，可能会加重脂肪肝。过度节食并配以高强度运动虽然可以快速消退肝内脂肪堆积，但也会加重肝内炎症及纤维化程度，诱发脂肪性肝炎及肝功能衰退，所以要在减肥过程中密切监测体重和肝功能。脂肪肝患者控制体重注意纠正不良生活方式和行为，推荐中等程度的能量限制，肥胖患者每天能量摄入需减少300~500 千卡；改变饮食组分，建议低糖低脂的平衡膳食，减少含蔗糖饮料及饱和脂肪和反式脂肪的摄入并增加膳食纤维含量；进行中等量的有氧运动，每周 5 次以上，累计锻炼时间至少 150 分钟。

2. 脂肪肝患者不能吃肉，要吃素吗

现代人高脂肪、高能量的膳食结构，久坐少动的生活方式，胰岛素抵抗等是脂肪肝发病的主要危险因素。因此脂肪肝患者需要控制热能摄入以维持适宜体重，但不仅仅是简单地不吃肉只吃素。能量的控制需逐渐进行，以免患者不适应而出现饥饿感，引起全身衰弱和低血糖反应。此外，脂肪肝患者需要充足的蛋白质摄入，以避免体内蛋白质消耗，有利于脂蛋白合成，清除肝内积存的脂肪，促进肝细胞的修复与再生，纠正低蛋白血症。保持氨基酸平衡也很重要，蛋白质中蛋氨酸、胱氨酸、色氨酸、苏氨酸、赖氨酸等均有抗脂肪肝作用。

为解决"低能量"与饱腹感之间的矛盾,必须善于选择食物和采用省油的烹制方法。优先选择含蛋白质高而脂肪少的食物,如脱脂奶类、鱼、虾、去皮鸡肉、豆类及其制品等;各种不含胆固醇的植物油;含膳食纤维和维生素多的粗粮、杂豆类、蔬菜、水果、菌类食物,如玉米、小米、芸豆、芹菜、韭菜、竹笋、香蕉、木耳、蘑菇、海带、紫菜等。还可以通过改善烹制方法巧妙地增加食物体积、延长食物在胃内停留时间等。

3. 脂肪肝患者多吃水果有益吗

水果是维生素、矿物质、膳食纤维和植物化学物的重要来源,对提高膳食微量营养素和植物化学物的摄入量起到重要作用。研究表明,提高水果摄入量,可维持机体健康,有效降低很多慢性病的发病风险。虽然水果和蔬菜一样属于低能量食物,但是水果中含碳水化合物较蔬菜高,大约在 5%~30% 之间,主要以双糖或单糖形式存在。过量水果摄入也会导致体内糖类大量转换为脂肪,加重肝脏负担,诱使脂肪肝加重。因此,水果也并非多多益善,脂肪肝患者应该根据自己身体的基本状况,吃适量的水果并合理调节吃水果的时间,才能带来足够的健康效益。大部分人的早餐食物质量不高,可以适当吃些水果。超重或肥胖的脂肪肝患者为了控制体重,可以在餐前吃水果,有利于控制进餐总量,避免过饱。两餐之间将水果作为零食食用,既能补充水分,又能获取丰富的营养素。最好每次只吃一种水果,尽量选择体积中等,甜度不是太高的,比如橘子、苹果等。

4. 脂肪肝患者只要吃药就行,饮食和肝酶控制关系不大

目前脂肪肝影响着全球范围内大于20%的人群,包含一系列肝疾病谱,主要阶段有单纯肝脏脂肪变性、脂肪性肝炎、肝纤维化以及终末期肝硬化。脂肪肝最早期的单纯肝脏脂肪变性阶段进展为严重肝脏疾病的风险是低的,但是脂肪性肝炎患者的进展风险就非常高了。很多脂肪肝患者是没有症状的,且对于该疾病的疑似诊断也通常依靠丙氨酸氨基转移酶水平升高,以及其他临床和生化检查特点,或者体检由腹部超声检查发现。由于脂肪肝进展缓慢,大多数随机对照试验没有发现可以绝对减少进展为肝硬化风

险的药物,但是持续的减重可以改善肝脏功能及病理改变。临床研究已证明单纯强化生活方式(包括饮食、运动和行为治疗)干预,减轻 7%~10% 的体重即可降低60%左右的肝脏脂肪含量,并且显著改善肝脏病理脂肪样变、炎症甚至纤维化,同时可显著改善肝脏和肌肉内的胰岛素抵抗,达到降低血糖的作用。所以,合理控制饮食并增加体力活动仍然是脂肪肝治疗首选的干预手段。